协和 专家教你
轻松孕妇操

北京协和医院妇产科主任医师、教授　马良坤　主编

王瑜　邱雨　副主编

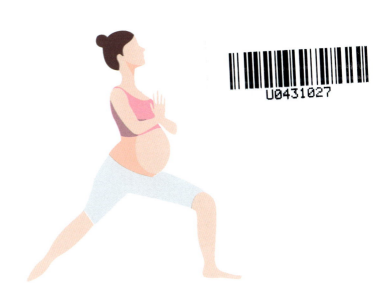

电子工业出版社
Publishing House of Electronics Industry
北京·BEIJING

未经许可，不得以任何方式复制或抄袭本书之部分或全部内容。
版权所有，侵权必究。

图书在版编目（CIP）数据

协和专家教你轻松孕妇操 / 马良坤主编．— 北京：电子工业出版社，2017.4
（悦然·亲亲小脚丫系列）
ISBN 978-7-121-30322-7
Ⅰ．①协… Ⅱ．①马… Ⅲ．①孕妇－保健操 Ⅳ．① R715.3
中国版本图书馆CIP数据核字（2016）第271259号

责任编辑：周　林
特约编辑：贾敬芝
印　　刷：中国电影出版社印刷厂
装　　订：中国电影出版社印刷厂
出版发行：电子工业出版社
　　　　　北京市海淀区万寿路173信箱　邮编：100036
开　　本：720×1000　1/16　印张：11　字数：229千字
版　　次：2017年4月第1版
印　　次：2022年8月第8次印刷
定　　价：39.90元

凡所购买电子工业出版社图书有缺损问题，请向购买书店调换。若书店售缺，请与本社发行部联系，联系及邮购电话：(010) 88254888，88258888。
质量投诉请发邮件至zlts@phei.com.cn，盗版侵权举报请发邮件到dbqq@phei.com.cn。
本书咨询联系方式：zhoulin@phei.com.cn。

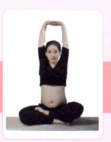
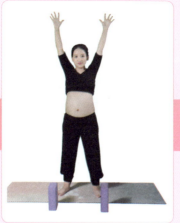
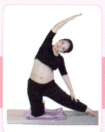

运动，让孕妈妈和胎宝宝更健康

传统观念中，女性一旦怀孕，就变成了"重点保护对象"。但是，这种"重点保护"注重的往往只是女性在怀孕期间怎样增加营养、休息好，而忽略了一个重要的方面——孕期的运动保健。

现代研究发现，女性怀孕期间适量运动，有助于改善孕期各种不适症状、促进胎宝宝的身心健康发育、帮助孕妈妈顺利分娩。

那么孕妈妈又该怎样做运动呢？孕期的不同阶段该做怎样的运动呢？不同的运动都有什么作用呢？孕妈妈又该怎样选择适合自己的运动方式呢？做运动时有什么要注意的呢？

北京协和医院的妇产专家马良坤大夫，针对孕妈妈健康管理的需要，推荐了缓解孕妈妈在孕期出现的各种不适症状，以及促进分娩的孕妇操。本书对此进行了详细的介绍，书中以孕期由早到晚为主线，按身体的不同部位、孕妇操的不同功效，分别给出相应的运动方式，如防治孕期腰痛、脚痛、水肿等症，预防和改善胎位不正，锻炼骨盆促进分娩……并且，本书中的动作都是由孕妈妈亲身实践、专业瑜伽老师亲身指导的，安全可靠。

在此，希望本书能让每位孕妈妈都健康快乐地度过孕期，生出聪明、健康的小宝宝。

协和专家教你
轻松孕妇操   4

{目录}

C O N T E N T S

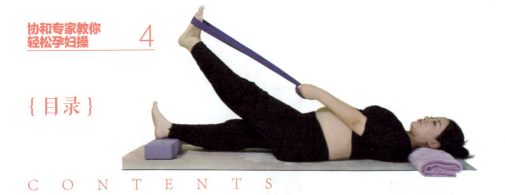

第一章　妈妈爱运动，宝宝赢在"起跑线"

管理孕期体重，预防孕期肥胖	12
孕妈妈体重增长可以反映胎宝宝的发育情况	12
孕妈妈体重不都长在胎宝宝身上	12
孕期到底该增重多少	13
高龄孕妈妈更易发胖，体重更不宜增长过快	14
自身脂肪储备，孕妈妈自己说了算	14
长胎不长肉的饮食指南	15
一人吃两人补并不是加大饭量	15
数量不一定要多，但饮食要多样化	15
怀多胞胎应多增加营养	15
怀多胞胎一般需要服用膳食补充剂	15
主食中加点儿粗粮	16
水果糖分高，当加餐吃	16
细嚼慢咽能避免吃撑	16
体重增长过快要减少热量摄入	16
运动帮助孕妈妈控制体重、顺利生	17
帮助过胖孕妈妈调整体重	17
缓解孕期不适症状	17
瑜伽运动有助于自然分娩	17
瑜伽中的呼吸训练有助于缓解阵痛	18
孕期运动要提前做计划	18
不适合做运动的孕妈妈不要勉强	18

目录 CONTENTS

孕妈妈以不累、轻松、舒适为运动限度 … 18
运动能缓解孕妈妈紧张情绪 … 19
适当运动有助于减少妊娠纹 … 19
运动让胎宝宝更健康 … 20
有助于胎宝宝右脑发育 … 20
让胎宝宝更聪明 … 20
让胎宝宝身体强壮 … 20
坐好、站好、躺卧好，运动才安全 … 21
热身运动，让身体准备好运动了 … 24
正确的呼吸方式让胎宝宝和妈妈一起放松 … 29

第二章　孕早期（孕1~3月）动一动，宝宝发育好、早孕反应少

孕早期是流产危险期，运动要以"慢"为主 … 32
孕早期是流产高发期 … 32
运动要适度，避免不当外力导致流产 … 32
孕早期饮食配合，运动更有效 … 33
孕早期不需要太多营养 … 33
不挑食、不偏食，少食多餐 … 33
孕前饮食不规律的孕妈妈现在要纠正 … 33
清淡为主，避免油腻食物 … 34
多吃点新鲜蔬菜、水果，喝点果蔬汁 … 34
补充B族维生素 … 34
选择既有酸味又能加强营养的天然食物 … 34
孕吐也要该吃就吃 … 35
吃些既缓解孕吐又有营养的食物 … 35
适当吃点凉拌菜 … 35
常备一些苏打饼干 … 35
放松身体、愉悦心情：摇摆摇篮 … 36
锻炼大腿及胯部肌肉，有利于顺产（一）：盘腿坐 … 38
锻炼大腿及胯部肌肉，有利于顺产（二）：卧式扭腰运动 … 40
让妈妈心情好、让胎宝宝舒适：金刚坐 … 43

使脚腕关节变得柔韧有力：脚腕运动	45
强化脚部力量：脚部运动	48
加强腿部肌肉的弹性，促进生产：腿部画圈	49
增大肺活量，促进分娩时憋气用力：扩胸运动	52
专题　整个孕期都要补叶酸	54

第三章　孕中期（孕4~7月）动一动，缓解孕期不适

孕中期饮食配合，运动更有效	58
从现在开始少吃盐，避免中晚期水肿	58
少吃甜食，避免肥胖和妊娠糖尿病	58
多吃深色水果，摄取植物化学物	58
胎宝宝甲状腺开始发育，适量吃些海产品补碘	58
摄入充足的蔬菜和水果	59
适当增加维生素 A 的摄入	59
多吃富含 β-胡萝卜素的食物	59
适当吃利尿食物，缓解轻微水肿	59
补钙和维生素 D，防止腿抽筋	60
增加铁储存，预防缺铁性贫血	61
孕中期可以适当多一些运动	62
孕中期，孕妈妈整体感觉比较舒服	62
孕中期运动要以轻柔、缓慢为主	62
安全运动才会更有效	62
防止颈椎酸痛，不让颈椎变形：下颌画圈	63
预防并缓解手部水肿，活动肩臂肌肉：摇动手腕	65
缓解手腕不适，远离"妈妈腕"（一）：环旋手腕	68
缓解手腕不适，远离"妈妈腕"（二）：手掌推墙	70
锻炼肩臂肌肉，缓解颈椎不适：耸肩运动	71
强健肩部肌肉，舒展脊椎（一）：背后扣手运动	74
强健肩部肌肉，舒展脊椎（二）：手臂上抬伸展	76
锻炼肩颈、手臂的运动：颈后举臂	77
打开胸腔，缓解胸闷气短（一）：仰卧简易后弯	79

目录
CONTENTS

打开胸腔，缓解胸闷气短（二）：威尼斯海滩式	80
打开胸腔，缓解胸闷气短（三）：骆驼式	81
增加肺活量，塑造胸部曲线：膝盖俯卧撑	83
缓解乳房胀痛，缓解肩背疼：背手压身	85
缓解腰背痛（一）：猫式跪地	87
缓解腰背痛（二）：猫式单臂穿越	89
缓解下背部疼痛（一）：站立半前屈运动	90
缓解下背部疼痛（二）：幻椅式	92
缓解下背部疼痛（三）：椅子上的扭转	94
减轻孕期背部疼痛，还可帮助顺产：骨盆倾斜运动	96
活动腰肌，提升臀部，缓解心理压力：芭蕾体式之旋转	97
强化肩、背肌肉：推墙操	99
加强腰背、肩臂力量练习：反台式	101
锻炼腰部两侧肌肉：坐姿侧伸展	102
强健腹部与腰背部，缓解骶尾骨疼：仰卧侧抬腿式	103
端正脊椎，伸展四肢：扶椅展身	105
促进腿部血液循环，防止腿抽筋：坐姿抬腿	107
促进腿部血液循环、摆脱水肿：侧抬腿运动	109

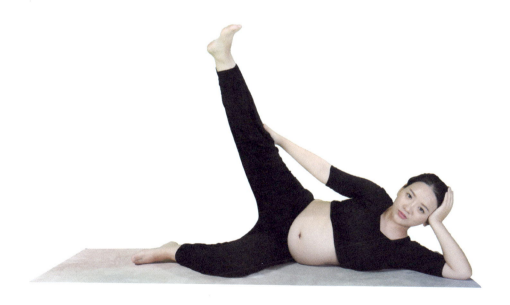

端正子宫，给胎宝宝一个最舒适的环境（一）：五点提臀运动	112
端正子宫，给胎宝宝一个最舒适的环境（二）：柔软腹壁运动	114
锻炼腿脚肌肉，打开骨盆（静态）：敬礼蹲式	116
锻炼腿脚肌肉，打开骨盆（动态一）：下蹲运动	117
锻炼腿脚肌肉，打开骨盆（动态二）：靠墙滑行	118
锻炼骨盆区域，增加韧性：摇摆骨盆	120
全身运动，整体调整内脏器官和四肢：仰卧扭转	122
伸展臀部和大腿外侧肌肉：跷腿上抬	124
促进胃肠蠕动，改善腹胀：椅上腹部运动	126
促进肠道蠕动，防便秘（一）：波浪运动	128
促进肠道蠕动，防便秘（二）：半莲花伸展	130
强化腰背力量，改善消化不良及便秘：简易三角侧伸展	132
伸展臀部肌肉，预防及缓解坐骨神经痛：站立跷腿上抬	133
放松腰部肌肉，有助于顺产：仰卧束角式	134
锻炼核心肌群促进分娩：起跑式	136
专题　孕妈妈的办公室"微"运动	138

第四章　孕晚期（孕8~10月）动一动，培养体力、顺利生

孕晚期配合饮食，运动更有效	144
孕晚期需增加蛋白质摄入，以植物性食物为主要来源	144
脂肪摄入不过量，以不饱和脂肪酸为主	145
继续补钙和铁	145
控制盐分摄入，预防水肿	145
补充铜元素能预防早产	145
补充维生素C降低分娩危险	146
适当吃些富含维生素B_1的食物	146
多吃富含锌的食物有助于分娩	147
要少食多餐，减轻胃部不适	147
活动肩颈肌肉，改善肩颈不适：抱头扭动	148
减轻手臂和肩部关节压力，提升胸部：平衡移动	150

目录 CONTENTS

缓解腰背痛：腰部伸展运动	153
改善腰背部疲劳，增强腰部力量：扭腰运动	155
强化腿力，为孕晚期体重增加提供有力支撑：树式动作	158
增强阴道及会阴部肌肉弹性，避免生产时产道撕裂：	
产道肌肉收缩运动	161
准爸孕妈一起动：让胎宝宝在爱的环境中健康成长	164
双臂共舞	164
幸福拉手操	166
挽臂背背坐	168

附录一　临产前的征兆有哪些
附录二　帮助自然分娩的拉梅兹呼吸法

拉梅兹呼吸法的五个步骤	171
胸部呼吸法	171
嘻嘻轻浅呼吸法	172
喘息呼吸法	173
哈气运动	174
用力推	175

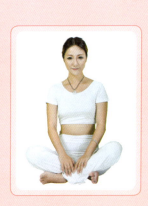
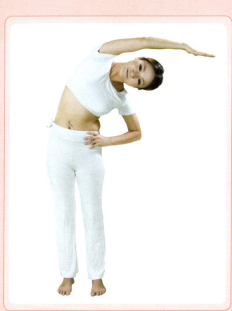
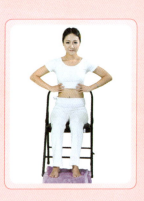

第一章
妈妈爱运动，宝宝赢在"起跑线"

如果没有医嘱不能运动的疾患或者并发症的话，孕期适当的运动会让孕妈妈和胎宝宝双受益。孕期运动能为胎宝宝创造一个最佳的子宫环境，还能为胎宝宝提供新鲜的氧气，对胎宝宝的生长发育起到良好的促进作用。有助于控制孕妈妈体重，降低肥胖导致的妊娠并发症风险，改善孕期不适症状，促进顺产。

管理孕期体重，预防孕期肥胖

孕妈妈体重增长可以反映胎宝宝的发育情况

孕期的每一次检查都包括一个例行项目，那就是称体重，足见体重管理在孕期的重要性。怀孕之后，体重增长是必然的，由于胎宝宝依靠胎盘获取营养，如果孕妈妈没有达到足够的体重，胎宝宝就有可能出现营养不良、生长迟缓等情况。因此可以说，孕妈妈的体重增长在一定程度上反映了胎宝宝的生长发育情况。

孕妈妈体重不都长在胎宝宝身上

孕妈妈的增重量和胎宝宝的增重量并不是相等的，胎宝宝的增重量只占孕妈妈增重量的 20%~25%，其他 75%~80% 成为了母体储备的脂肪、液体等，主要表现在子宫、胎盘、乳房、血液、羊水等重量增加。

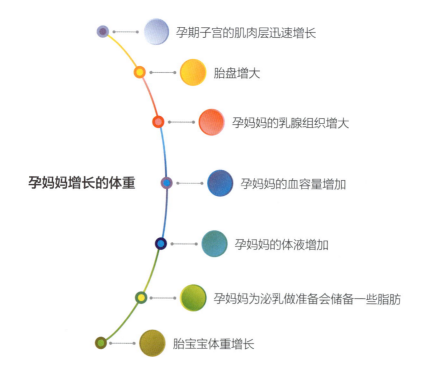

孕妈妈增长的体重
- 孕期子宫的肌肉层迅速增长
- 胎盘增大
- 孕妈妈的乳腺组织增大
- 孕妈妈的血容量增加
- 孕妈妈的体液增加
- 孕妈妈为泌乳做准备会储备一些脂肪
- 胎宝宝体重增长

孕期到底该增重多少

怀孕初期，孕妈妈身体会出现许多变化，体重应该从怀孕的时候就开始监测管理。胎宝宝长大、羊水增多、胎盘增大、子宫增大、乳房增重、血液及组织液增多、母体脂肪增加，都是孕妈妈孕期体重增加的原因。一般来说，使用体重指数评估孕妈妈的营养状况比较准确。

体重指数（BMI）= 体重（千克）÷ 身高的平方（平方米）

BMI	孕期体重增长	分期增长
BMI < 18	孕期体重增长 12~15 千克	孕早期体重增长 1~2 千克 孕中期体重增长 5~6 千克 孕晚期体重增长 6~7 千克
BMI 18~24	孕期体重增长 12 千克	孕早期体重增长 2 千克 孕中期体重增长 4 千克 孕晚期体重增长 6 千克
BMI > 24	孕期体重增长 7~10 千克	孕早期体重增长 1 千克 孕中期体重增长 2~4 千克 孕晚期体重增长 4~5 千克

Tips

表格中的数据仅供参考，孕妈妈怀孕后体重增加的幅度和时间是不同的，有些孕妈妈孕早期增加显著，并不表示整个孕期体重增长都处于领先地位；有些孕妈妈早期体重不增反而降，可到晚期增加迅速。所以只要孕妈妈增重幅度不是很大，就不要过于担心。但如果体重增减异常，就需要就医进行调理。

例如，孕妈妈身高 1.65 米，体重 60 千克，那么 BMI 指数为 60（千克）÷ 1.65^2（平方米）= 22.04，处于上述图表中"BMI 18~24"的范围，所以整个孕期体重的增长最好保持在 12 千克左右，有利于宝宝健康。

高龄孕妈妈更易发胖，体重更不宜增长过快

很多孕妈妈生怕胎宝宝营养不足、发育不良，因此拼命吃、吃、吃，往往造成孕期体重增加过多。孕期体重增长过快、过多，可能会引发妊娠并发症，如妊娠糖尿病、妊娠高血压等；还容易造成难产，使胎宝宝伤发病率增高。

高龄孕妈妈更易发胖和患上妊娠糖尿病，因此要控制体重，怀孕期间体重增加最好不要超过 12.5 千克，多吃高蛋白、低脂肪食物，少吃甜食，适量运动。

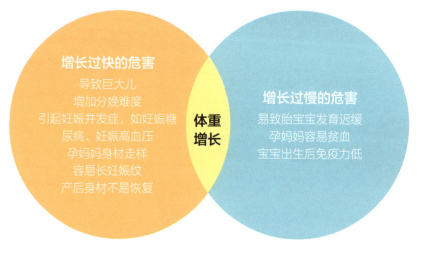

增长过快的危害
导致巨大儿
增加分娩难度
引起妊娠并发症，如妊娠糖尿病、妊娠高血压
孕妈妈身材走样
容易长妊娠纹
产后身材不易恢复

体重增长

增长过慢的危害
易致胎宝宝发育迟缓
孕妈妈容易贫血
宝宝出生后免疫力低

自身脂肪储备，孕妈妈自己说了算

孕妈妈在孕期需要储备脂肪，为产后的哺乳做准备，而孕妈妈所吃的食物是脂肪的直接来源。孕妈妈的体重增长中，必要性体重增长是相对稳定的，但是脂肪储备的多少与饮食和运动有关，是可以控制的。

因为，除去必要性体重增长之外，孕妈妈要控制自身的脂肪储备，以免造成脂肪过分堆积，增加妊娠糖尿病、巨大儿等风险。

马大夫告诉你

哪些是必要性体重增长

胎宝宝要在 40 周的时间里从一个受精卵成长为一个重 3 千克左右的胎宝宝，支撑他生长发育的有胎盘、羊水、妈妈的血容量、增大的乳腺、扩大的子宫等。这些构成了孕妈妈孕期一部分增长的体重，称之为必要性体重增长。

长胎不长肉的饮食指南

一人吃两人补并不是加大饭量

胎宝宝主要通过胎盘从母体吸收养分,因此孕妈妈的营养直接关系胎宝宝的发育情况,注重饮食营养意义重大,可以说是一人吃两人补,但这里的为两个人吃饭不等于吃两个人的饭,孕期饮食要重质、重营养均衡,而不是一味加量。

数量不一定要多,但饮食要多样化

孕期的饮食应注意食物的多样化,数量可以不多,但为了保证营养的全面,饮食的种类要丰富多样。

有呕吐反应的孕妈妈,可以通过少食多餐的方式来进食丰富多样的食物,以免妊娠反应引起营养缺乏,同时要注重补充B族维生素,以帮助改善呕吐现象。

没有妊娠反应的孕妈妈,食物的数量不必增加太多,跟孕前保持相当的水平即可,种类也要尽可能的丰富多样,孕早期体重不宜增加太多,以免增加孕晚期控制的难度。

怀多胞胎应多增加营养

对于怀有双胞胎或多胞胎的孕妈妈来说,一个人吃的饭几个人来分享,因此要比怀单胞胎的孕妈妈摄取更多营养,以确保胎宝宝的生长发育。孕妈妈只有增加足够的体重,才能使胎宝宝们长到健康的个头,否则会出现早产、宝宝出生体重过轻等问题。因此多胞胎孕妈妈需要适当多吃点儿。饮食上可选择富含蛋白质、钙、碳水化合物的食物,尤其可增加粗粮的摄入量。

怀多胞胎一般需要服用膳食补充剂

加强营养能给多胞胎宝宝提供充足的营养,膳食补充剂对于胎宝宝的健康发育也十分重要,因此双胞胎或多胞胎孕妈妈最好咨询专业的营养医师,调整饮食及适当添加膳食补充剂。

主食中加点儿粗粮

适当增加粗粮的摄入，可以防止孕期便秘，还能防止体重增长过快。玉米、燕麦、荞麦、红豆、绿豆等都是很健康的粗粮，可以占全天主食总量的三分之一甚至一半。

水果糖分高，当加餐吃

很多孕妈妈以为孕期大量吃水果可以让胎宝宝皮肤好，其实水果不能过量食用，因为水果中糖分含量较多，进食过多容易引起肥胖。一般来说，每天最好吃2种不同的水果，总量不超过350克，并且最好当加餐吃。如果在此基础上多吃了水果，就要相应减少主食的摄入量，以维持每日摄入的总热量不变。

细嚼慢咽能避免吃撑

细嚼慢咽能促使唾液分泌量增加，唾液中含有大量消化酶，可在食物进入胃之前对食物进行初步的消化，有利于保护胃黏膜。细嚼慢咽可使食物进入肠胃的速度变慢，能使大脑及时发出吃饱的信号；如果进食过快，当大脑发出停止进食的信号时，往往已经吃得过饱，容易导致热量摄入过多，引发肥胖。

体重增长过快要减少热量摄入

体重超标的孕妈妈要考虑减少碳水化合物的摄入。为预防碳水化合物摄入过度，孕妈妈可以在进餐时先进食蔬菜类食物，将碳水化合物含量丰富的谷类等食物放到后面。此外，不要吃太多的甜食。但是，体重超标的孕妈妈千万不能用节食的方法控制体重，否则对孕妈妈和胎宝宝的健康都不利。

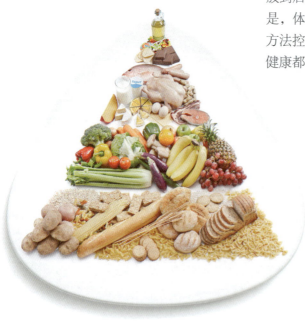

没有一种食物能满足人体所需的所有营养，孕期饮食更要注重均衡、多样化，孕妈妈可以在孕期膳食金字塔的基础上调整饮食，保证营养的全面。

运动帮助孕妈妈控制体重、顺利生

帮助过胖孕妈妈调整体重

孕期肥胖容易导致妊娠糖尿病、妊娠高血压、过期产、巨大儿、肩难产等风险。因此，有的孕妈妈在超过了指导性的体重标准后急于减肥，减肥的过程是需要燃烧一定量脂肪的，而孕期又是需要为胎宝宝补充营养的阶段，所以限制饮食减肥不是明智的方式。但是运动不同，孕妈妈通过均衡的、长期良好的运动，不仅能慢慢调整体重，还能获得帮助分娩的各种益处。

缓解孕期不适症状

增强心肺功能

适量的有氧运动有助于孕妈妈增强心肺功能，可以预防和减轻由怀孕带来的气喘或心慌等现象。

促进血液循环

随着胎宝宝的长大，子宫会压迫到下腔静脉，使静脉回流不畅，引起下肢凹陷性水肿，也容易压迫到坐骨神经，导致疼痛。孕期运动有助于促进腰部及下肢的血液循环，减轻中晚期的腰酸腿痛、下肢水肿等压迫性症状。

增加肌肉力量

增加腹肌、腰背肌和盆腔肌肉的力量与弹性，不仅能防止因腹壁松弛而导致的胎位不正或难产，也能缩短分娩时间，减少产道撕裂伤和产后大出血等风险，增强身体耐力，为最后的顺利分娩做好准备。

改善睡眠

适当的运动能使孕妈妈产生轻微的疲劳感，有效帮助孕妈妈改善睡眠，缓解可能出现的孕期失眠、少眠等不利症状。

瑜伽运动有助于自然分娩

每一位孕妈妈都希望能自然分娩，孕期瑜伽能很好地帮孕妈妈实现这个美好的愿望。孕妈妈瑜伽可以强化生殖器官，柔软腹部肌肉和身体各关节。生产时"用力"依赖于子宫和腹部肌肉、韧带、关节等柔韧情况，瑜伽运动就是反复训练并强化和分娩有关的肌肉群，训练肌肉的收缩和伸展功能。

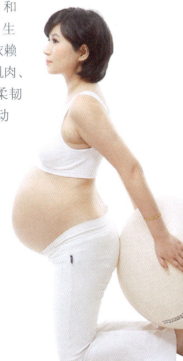

瑜伽中的呼吸训练有助于缓解阵痛

瑜伽运动过程中需要配合呼吸训练，在宫缩的过程中也可以尝试，通过有频率的呼吸更为胎宝宝提供充足的氧气，缓解阵痛。

孕期运动要提前做计划

有的孕妈妈在孕前就有良好的运动习惯，能保证一周至少三次的运动频率，这种有运动基础的孕妈妈，在孕期也能很好地进入运动状态。

但是，有的孕妈妈之前完全不爱运动，这种没有运动基础的妈妈，在开始孕期运动前要做好运动计划。这类孕妈妈可以首先从自己感兴趣的运动入手，比如瑜伽、孕妇操等，开始每周的运动频率可以较少，但是要持续增加，比如由一周1次到一周2次、一周3次这样。

不适合做运动的孕妈妈不要勉强

孕期运动是为了帮助孕妈妈顺利生产，也是为了胎宝宝健康成长，如果孕期出现不适合做运动的情况，如有妊高征、心脏病史、流产史、早产史、贫血、肥胖、胎儿过小等，或怀有双胞胎、有早产迹象等的孕妈妈，不要勉强，选择运动前，最好先咨询产检医生，听取医生的建议。

孕妈妈以不累、轻松、舒适为运动限度

孕妈妈在运动中忌疲劳，千万不能过度劳累，也不要运动到身体过热，也就是说孕妈妈不宜做出汗过多的运动。对于孕妈妈来说，以不累、轻松、舒适为运动限度。

在运动期间要注意补水，最好喝温热的白开水，也可以适量补充鲜榨果蔬汁。可乐及运动饮料都不适合孕妈妈。

在运动时如果孕妈妈出现阴道出血、有液体流出，出现不寻常的疼痛或者突发疼痛、胸痛、呼吸困难、严重或持续的头痛或头晕等问题，一定要立即停止运动，最好马上去医院检查。另外，如果在停止运动半小时后仍然持续有宫缩，是否可以坚持运动，先咨询产检医生，听取医生建议。

运动能缓解孕妈妈紧张情绪

很多孕妈妈孕期脾气变差，从心理学角度来讲，属于"不健康情绪"。原因有孕激素的影响，更多是因为女人角色的转换——即将要做妈妈了，是紧张、担心、惶恐等多种情绪的体现。《黄帝内经》中记载了孕妈妈情绪对胎宝宝的影响：孕妇七情过盛会引发胎病，所谓的"七情"简单说就是妈妈比较明显的情绪波动，这些都可能影响到胎宝宝。

运动会让人体释放具有免疫调节作用的内啡肽、脑啡呔和其他神经肽，这些激素促使大脑分泌一种"愉快素"（即β-内啡肽），有助于平缓情绪，保持良好心情。

快乐情绪促使孕妈妈分泌良性激素
↓
孕妈妈身体保持最佳状态
↓
有益于胎宝宝血液循环、稳定成长，不易发生流产、早产、妊娠并发症等

好情绪促使胎宝宝健康成长发育

孕妈妈情绪暴躁或悲伤等
↓
体内产生有害物质
↓
孕妈妈血压升高
↓
暂时性子宫和胎盘血液循环障碍
↓
影响胎宝宝身心正常发育

坏情绪易导致胎宝宝发育畸形

适当运动有助于减少妊娠纹

妊娠纹是让孕妈妈苦恼的一件事情。孕前光滑、柔嫩、弹性十足的腹部，随着宝宝的发育一天天变大，生完宝宝后，更是留下了很明显的妊娠纹。

妊娠纹可以算是疤痕的一种，怀孕时，肾上腺分泌的激素增加，使表皮细胞等细胞活性降低，造成细小的纤维断裂；而到了怀孕中晚期，由于胎宝宝的成长速度加快或孕妈妈短时间内体重增长过快，造成皮肤真皮内的纤维断裂，这些最终导致了孕妈妈身上的妊娠纹。

如果孕期能进行适当的锻炼，不仅可以控制孕期的体重，而且可以增加皮肤对牵拉的抗力，有助于预防或者减少妊娠纹。

运动让胎宝宝更健康

有助于胎宝宝右脑发育

人的大脑分左右两个部分,左脑会在出生后受外界的刺激飞速发育,然而在胎儿时期,右脑是最活跃的。右脑是感性脑,负责节拍、图像、想象、创意空间等相关能力,孕妈妈可以通过孕期运动以及其他艺术形式的胎教全面促进右脑发育,右脑相关能力会在宝宝出生后继续被强化,表现更为突出,这就是我们常说的"潜力"。

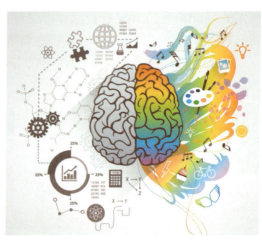

人出生后,外界的海量刺激大多作用于左脑,右脑能力相对逐步减弱,俗话说不用则废,因此孕妈妈应该在孕期积极进行胎教,产后仍继续强化宝宝在胎儿时期的感受力。

让胎宝宝更聪明

孕妈妈在运动过程中,特别是做腰胯部运动时,子宫里的羊水会随着孕妈妈的动作而轻轻晃动,持续晃动的羊水可以刺激胎宝宝全身的肌肤,就像在给胎宝宝做按摩一样,这些来自肌肤表面的触感传达到胎宝宝的大脑,传入中枢神经系统,刺激神经细胞的形成和智能的形成,让宝宝更聪明。

让胎宝宝身体强壮

孙思邈在《千金方》中就提倡孕期妈妈要"身欲微劳",意思就是说这个时间段孕妈妈不能总是坐着、养着,要起来运动,特别是到了孕中期。孕妈妈的运动过程其实也是胎宝宝的运动过程。胎宝宝的胎动是一种自主运动的体现,通过胎动锻炼自己的肌肉力量,跟随孕妈妈的运动,虽然是一种被动运动,但是妈妈的力量、柔韧与伸展都会传递给胎宝宝。

坐好、站好、躺卧好，运动才安全

可以说，所有的运动都是从基本姿势慢慢演变起来的，如果妈妈的姿势不舒服，或者不正确的话，宝宝也会感到不舒服，所以掌握准确的基本姿势很重要。

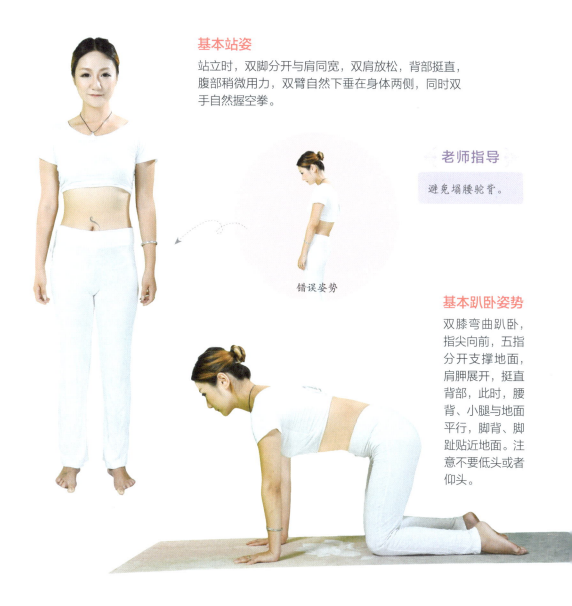

基本站姿
站立时，双脚分开与肩同宽，双肩放松，背部挺直，腹部稍微用力，双臂自然下垂在身体两侧，同时双手自然握空拳。

老师指导
避免塌腰驼背。

错误姿势

基本趴卧姿势
双膝弯曲趴卧，指尖向前，五指分开支撑地面，肩胛展开，挺直背部，此时，腰背、小腿与地面平行，脚背、脚趾贴近地面。注意不要低头或者仰头。

盘腿坐姿

比较简单舒服的一种坐姿,先两腿伸直坐在垫子上,然后双腿弯曲收回同时自然交叉,尽量靠近会阴部。脊椎挺直,向上伸展,目视前方,肩膀手臂放松,双手自然放在脚踝位置。

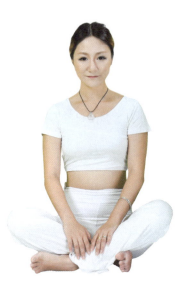

马大夫告诉你

这个坐姿有利于股、踝等关节部位的健康,增强神经系统的功能。孕妈妈可以随时做这个姿势,配合自然呼吸。

老师指导

如果双脚不能完全触地,可以在下面垫上毯子,帮助平衡身体。同时注意不要让椅背成为支撑身体的力量,避免塌腰驼背。

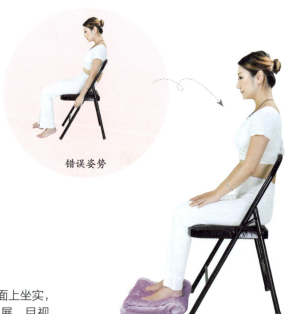

错误姿势

椅子坐姿

臀部向后靠,在椅面上坐实,脊椎挺直,向上伸展,目视前方,双腿自然张开,双手自然平放在大腿上。

基本卧姿

1. 自然坐在地板上,顺势侧躺,左臂弯曲、左手五指张开支撑地面,右臂掌辅助支撑。

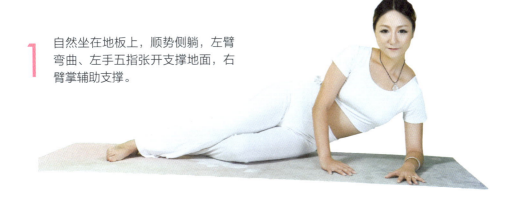

2. 左臂慢慢伸展,身体顺势下躺,右臂掌辅助支撑。

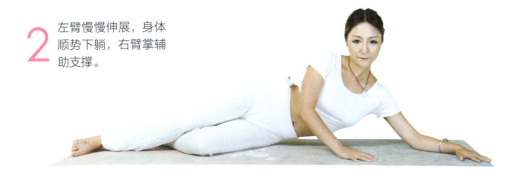

3. 左臂完全伸直贴在地板上,头部顺势侧枕在左臂上,右臂自然放在身前。

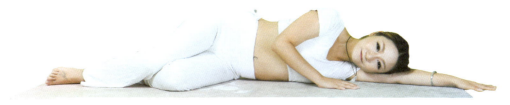

热身运动，让身体准备好运动了

运动热身是为了舒缓身体，通知身体"我要运动了"，降低运动受伤风险，热身运动一般是时间短、强度低，慢慢增加身体温度和血液循环，使全身各系统逐渐适应即将进行的运动。因此孕妈妈运动前一定不要忽略热身运动这个环节，同时注意运动时要站在瑜伽垫或者毯子上等安全防滑的地方。

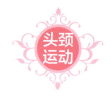
头颈运动

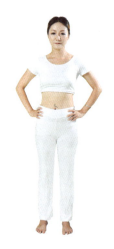

请扫描二维码观看演示视频

1 站立，双脚分开与肩同宽，双手叉腰，颈部保持中正，把意识集中在颈部。

2 体会头远离肩膀，然后头部先左右转动，再前后摆动。

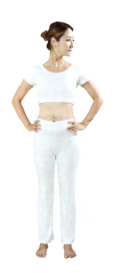
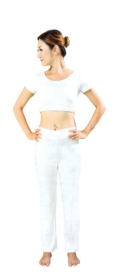
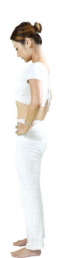
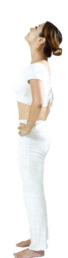

第一章 妈妈爱运动，
宝宝赢在"起跑线"

3 用左耳找左肩，右耳找右肩。

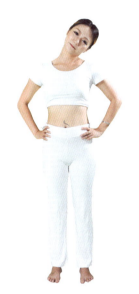
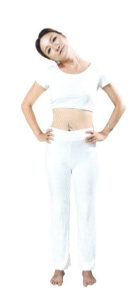

伸展运动

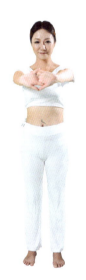
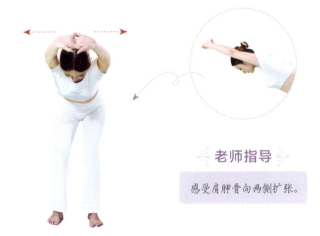

1 取站姿，双手在胸前十指交叉，手掌外翻，双臂向前水平伸展。

2 膝盖微弯曲，背部顺势弓成半圆形，扩展后侧肩胛骨。

老师指导

感受肩胛骨向两侧扩张。

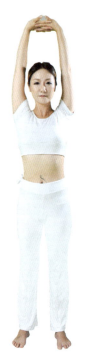

3 慢慢起身，双臂向上伸展，让腰部挺直，手掌朝上。

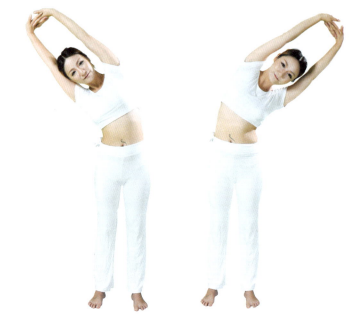

4 身体分别向左、向右伸展，各保持5个自由顺畅呼吸。

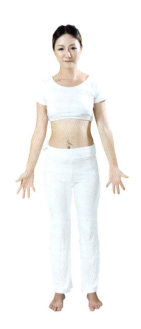

老师指导

做每一侧的伸展动作时，尽量不要挤压到同侧的腹部。

5 放松，还原站姿。

第一章 妈妈爱运动，宝宝赢在"起跑线" 27

腰胯运动

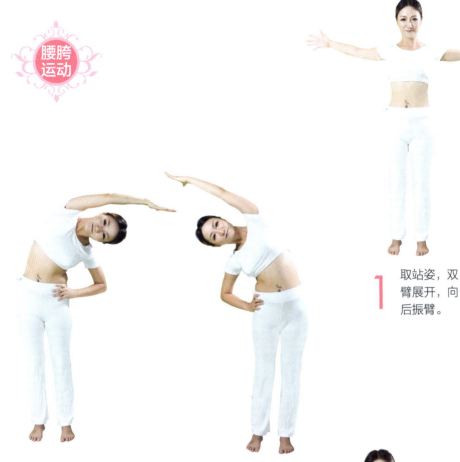

1 取站姿，双臂展开，向后振臂。

2 左手叉腰，右手贴近耳朵向上伸展（尽量不耸肩），然后向左做侧弯腰动作，感觉拉伸右侧腰肌，保持20秒。反方向重复动作。

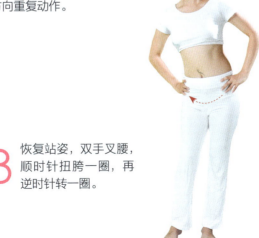

3 恢复站姿，双手叉腰，顺时针扭胯一圈，再逆时针转一圈。

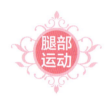

腿部运动

1 取站姿，双手叉腰，身体左转，左腿屈膝，背部挺直，双手稍微撑在左大腿上，做弓步压腿动作，保持10秒。反方向动作。

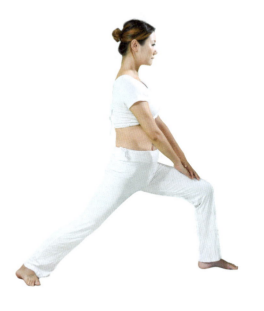

老师指导

做此动作时腰部稍微弯曲20度，让腰腹部感觉更舒适，同时腿部拉伸的程度以自己的感受为主，不要勉强拉伸。

马大夫告诉你

这套热身运动可以根据自己的感受来确定运动的频率，不要强行要求自己"保持30秒""转3圈"这样子，如果觉得某个动作舒服可以多做几次，如果觉得某个动作吃力，可以简单做一下或者不做。

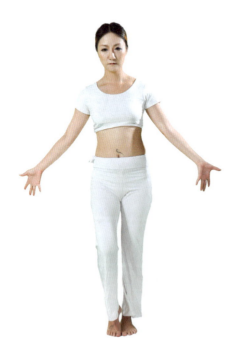

2 随意站立，活动活动手腕和脚踝。

正确的呼吸方式让胎宝宝和妈妈一起放松

正确的呼吸方式，帮助孕妈妈呼吸到新鲜而充足的空气，可以给心脏温柔的按摩，让孕妈妈带动胎宝宝彻底放松，度过一段愉快的运动时光。在感受呼吸的时候，可以想象置身于景色怡人的山林中，有阳光、绿树、鲜花、湖水、鸟鸣，和平而美好。

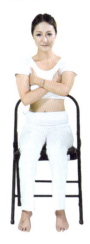

1 按照基本坐姿在椅子上坐好。双手交叉放在腋下，用鼻子吸气口呼气，呼气时双肩自然下垂，慢慢放松。

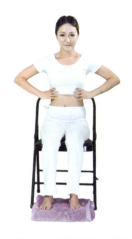

2 双手放在两侧肋骨处，吸气，感受胸腔慢慢膨胀；呼气，感受胸腔慢慢收缩。

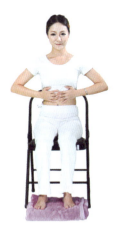

3 吸气，双手离开肋骨，放在胸腹部。

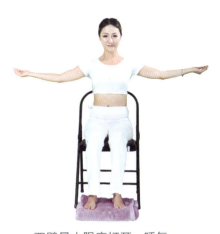

4 双臂最大限度打开，呼气，双臂慢慢收回，还原到基本坐姿。

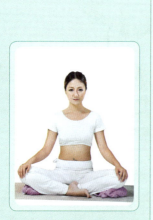
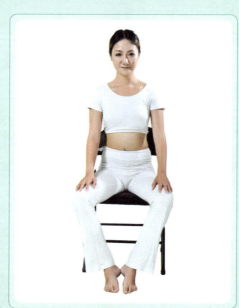
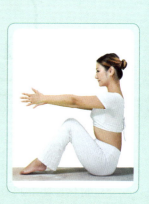

第二章
孕早期（孕1~3月）动一动，宝宝发育好、早孕反应少

很多孕妈妈都会担心怀孕早期胎宝宝的安全，对是否运动犹豫不决，其实只要做好充足准备，进行增强身体力量的适当锻炼是非常有益的。而且，孕妇操也是专门为孕期不同阶段孕妈妈设计的安全、有效的运动形式。

孕早期是流产危险期，运动要以"慢"为主

孕早期是流产高发期

妊娠不足 28 周，胎宝宝的体重不足 1 千克而中断妊娠的，就称为流产，分为早期流产和晚期流产两种。早期流产发生在怀孕的 12 周之前，比较多见，占到了全部流产的 80% 以上。晚期流产发生在怀孕 12 周之后，它的发生率在全部妊娠中占 10%~15%。

流产的征兆是什么？

阴道出血： 阴道出血可分为少量出血和大量出血，持续性出血和不规律出血，尤其是阴道出血还伴随着腹痛，需要特别注意。

疼痛： 骨盆、腹部或者下背可能会有持续的疼痛感，当阴道出血的症状出现后，可能几小时或者几天后开始感到疼痛。

阴道血块： 阴道排出血块或者浅灰色的组织。

运动要适度，避免不当外力导致流产

怀孕的前 3 个月是胎儿形成的关键期，同时也是胎儿最不稳定的一个时期，和母体的连接还不是很紧密，此阶段要注意运动的强度，避免不当外力导致胎儿流产。所以，孕早期的运动不能再按照孕前的运动节奏和模式，要以"慢"为主，尽可能让身体处于舒缓的状态。

同时，即使是适合孕早期妈妈的运动，也要根据自己的身体情况量力而行，是否有运动基础、孕周大小、早孕反应强弱都可能影响运动方式和效果，别人能做到的运动未必自己就做得舒适，所以不用攀比，自己舒适的状态才是可取的。

> **马大夫告诉你**
>
> **流产有时是不幸中的万幸**
>
> 自然流产是每个孕妈妈都不愿面对的，但换个角度看，这也是人体对异常胚胎的一种自然淘汰。大部分的早期流产都是因为染色体有问题而导致的，这样的胚胎即便存活下来也可能是畸形或者不健康的。而排除染色体问题外，有流产征兆的孕妈妈经过休息和治疗也可以继续妊娠。因此孕妈妈要正确看待流产。

孕早期饮食配合，运动更有效

孕早期不需要太多营养

有的孕妈妈刚一得知怀孕的消息，家里就开始迫不及待地给补营养。孕期饮食非常重要，摄入的营养不仅为孕妈妈自身提供所需的养分，还为胎宝宝的发育提供营养，毫无疑问，孕妈妈需要比平时消耗更多的热量，需要更多的营养。但是怀孕前3个月，所需营养与平时相差不多，孕妈妈自身的营养储备可满足需要，不需要特别补充营养。

不挑食、不偏食，少食多餐

现在生活条件好，食物种类丰富，孕妈妈只要平时饮食不挑食、不偏食，营养就能够满足早期胎宝宝的发育。没食欲的时候不要强迫自己吃，有食欲的时候就适当进食，一天可以多吃几顿，还可以随时准备点自己喜欢的健康零食，既能补充营养，还能避免空腹引起的恶心感。

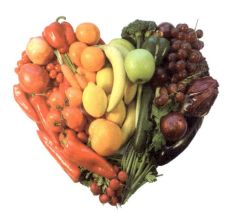

整个孕期的营养要以均衡、多样、足量为原则，而不主张大补特补。

孕前饮食不规律的孕妈妈现在要纠正

好的饮食习惯是保证母胎健康的基础，如果你怀孕之前饮食习惯很不好，不按时按点就餐、饥一顿饱一顿、不吃早餐等，那么在孕期就要刻意调整了，否则不仅容易造成肠胃不适，还会影响胎宝宝的生长发育。

清淡为主，避免油腻食物

油腻食物最容易引起孕妈妈的恶心或呕吐，而且需要较长的时间才能消化，因此要避免吃油腻的食物，蔬菜、菌菇等食物在烹调过程中也要注意少油少盐，越清淡越能激发孕妈妈的食欲。

多吃点新鲜蔬菜、水果，喝点果蔬汁

新鲜的蔬菜和水果富含维生素，可以增强母体的抵抗力，促进胎宝宝生长发育，还能缓解孕吐，孕妈妈要适当多吃。此外，也可以将蔬菜和水果搭配起来打成果蔬汁饮用，比如苹果汁、橙汁、芹菜汁等。

补充 B 族维生素

孕早期，胚胎很小，几乎不需要多吃，此时孕妈妈的食欲通常较差，饮食宜清淡。需要注意的是，在恶心呕吐不严重时尽量多吃些东西，可以补充所需营养，特别是 B 族维生素对缓解妊娠反应很有帮助，但没必要吃任何补品。

选择既有酸味又能加强营养的天然食物

怀孕期间，很多孕妈妈都会较偏爱吃些酸味食物，觉得吃完舒服些，这可能是因为酸味食物能提升食欲、促进消化。喜欢吃酸味的孕妈妈，最好选择既有酸味又能加强营养的天然食物，比如番茄、樱桃、杨梅、橘子、酸枣、青苹果等，不要吃酸菜等腌制食品，因为腌制食品中的营养成分很低，致癌物质亚硝酸盐含量较高，过多食用对母胎均不利。

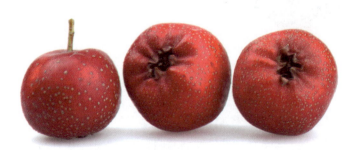

孕期最好不吃山楂，山楂对子宫有收缩作用，孕期大量食用会刺激子宫收缩，易引发流产。

孕吐也要该吃就吃

孕妈妈在没有食欲的时候，不必强迫自己进食，但是不要在有食欲的时候也不敢吃，孕吐的间隙，只要能够进食就要大胆吃，选择自己想吃的东西。此时不要让自己饿肚子，对于食物选择不要过分禁忌，能吃东西总比不吃要好。

吃些既缓解孕吐又有营养的食物

如果你没有特别的偏好，那么不妨选择下边这些食物，既能缓解孕吐，又富有营养。比如燕麦面包、麦片、杂粮粥、杂豆粥、牛奶、酸奶、水煮蛋、蒸蛋羹、带汤水饺、新鲜的蔬菜和水果等。

适当吃点凉拌菜

虽然孕妈妈个人口味不同，但凉拌菜的气味一般没有热菜那么强烈，比较清爽不油腻，凉拌黄瓜、海藻沙拉、大拌菜等都能对孕吐起到一定的缓解作用。

常备一些苏打饼干

经常孕吐的孕妈妈可以常备点苏打饼干，苏打饼干是碱性的，能中和胃酸，减轻孕吐反应。如果早晨起床的时候就开始恶心甚至呕吐，可以先吃几块苏打饼干，能让你好过一些。

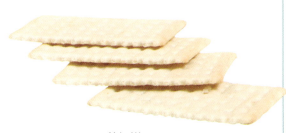

苏打饼干

马大夫告诉你

出现妊娠剧吐要就医

程度较轻的孕吐是不会影响正常妊娠的，但是也有少数孕妈妈早孕反应较重，发展为妊娠剧吐，这个时候就需要就医了。

那么什么程度的孕吐属于妊娠剧吐呢？一般来说，孕吐呈持续性，无法进食或喝水，体重消瘦特别明显，体重下降超过原有体重的15%；出现严重的电解质紊乱和严重的虚脱，甚至发生生命体征的不稳定；孕吐物除食物、黏液外，还有胆汁和咖啡色渣物，这时应及时到医院检查。

放松身体、愉悦心情：摇摆摇篮

一旦怀孕，如何安胎保胎就成了孕妈妈最关注的一个问题。这期间，孕妈妈不仅要注意生活有规律，饮食有营养，心情要愉快，要注意休息，同时，偶尔适度的放松运动也是必要的。

1. 让孕妈妈更快更好地适应怀孕后的身体状况。
2. 让新生胚胎更好地适应环境，并帮助营造一个更舒适的环境。
3. 锻炼臀部和大腿肌肉，放松腹部。

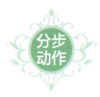

请扫描二维码观看演示视频

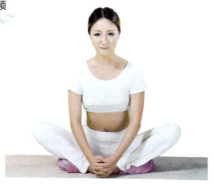

1. 取坐姿，最好是坐在软垫或是毯子上，两脚脚心相对，上身挺直，双手交握，握住脚尖。

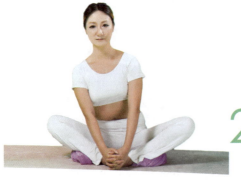

2. 双手双臂保持不动，使整个上半身向右摆动，然后依次按照后、左、前的顺序自然摆动一圈，停下来休息1~2秒，再重复动作。期间两腿可随身体而动。

第二章 孕早期(孕1~3月)动一动，
宝宝发育好、早孕反应少

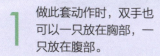
老师指导

1 做此套动作时，双手也可以一只放在胸部，一只放在腹部。

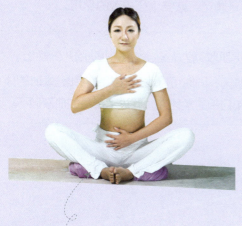

2 如果觉得转圈会晕，也可以不用身体转圈，改成以臀部为基点，由左到右、由前向后摆动的方式运动。

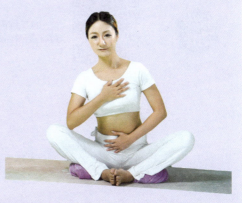

将毯子卷起，绕过臀部垫在大腿根下，帮助固定根基不晃动。

孕妈妈体验谈

喜欢早上起床的时候做这个运动，可以舒缓身体，感觉也是在叫宝宝起床。我是上班族，早上做完这套小运动，感觉一天的好心情都跟着打开了，带着宝宝开开心心去上班。

锻炼大腿及胯部肌肉，有利于顺产（一）：盘腿坐

在孕妇自然分娩的过程中，最痛苦的是疼痛，而比疼痛更痛苦的是被疼痛折腾了半天也生不出来。为了减少孕妇生产时的痛苦，从孕早期开始，孕妈妈就开始做一些轻缓的、小幅度的腿部及胯部运动，可以起到促进顺产、减轻生产痛苦的作用。

1 能够有效地锻炼肛提肌收缩力，在分娩中协助胎儿的娩出。

2 拉伸大腿与骨盆的肌肉，同时可以改善妊娠晚期和分娩时的体形，保持骨盆肌肉和韧带的柔韧性，促进下半身的血液循环。

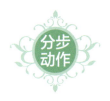

请扫描二维码观看演示视频

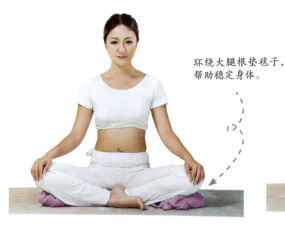

环绕大腿根垫毯子，帮助稳定身体。

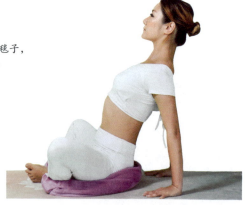

1 盘腿坐在瑜伽垫上，双脚不交叉，双手轻压双膝内侧，同时收缩阴道、肛门、尿道，然后放松，再次收缩，再放松。重复动作20次。

2 脚掌心相对而坐，坐骨坐实，骨盆稳定，双膝向两侧打开，感觉大腿内侧有轻微伸展，手放在臀后侧支撑身体，保持胸腔打开，肩胛下沉，保持8个自由呼吸（可结合凯格尔运动）。

锻炼腿、胯肌肉的其他运动方式

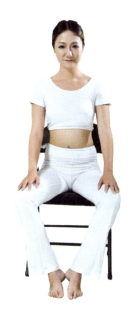

坐在椅子上，背部挺直，双手自然放在双膝上，最大程度打开膝盖，再合拢，重复动作8~10次。

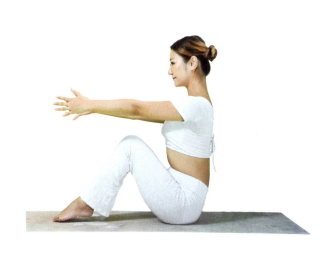

孕妈妈坐在地上，双臂向前平伸，屈膝，然后抬起脚跟，脚尖着地保持3~5秒。

凯格尔运动

凯格尔运动主要是锻炼盆底肌，以便更好地控制尿道、膀胱、子宫和直肠。研究表明，加强盆底肌锻炼可改善直肠和阴道区域的血液循环，有助于产后会阴撕裂的愈合及预防产后痔疮。甚至有研究表明，强有力的盆底肌可有效缩短产程。

孕妈妈可以在任何地方做凯格尔运动，在电脑上网、看电视，甚至在超市排队时都可以做。按照以下方式即可：

（1）吸气收紧阴道周围的肌肉，就像努力憋尿一样。

（2）保持收紧状态，从1数到4，然后呼气放松，如此重复10次，每天坚持做3次。

锻炼大腿及胯部肌肉，有利于顺产（二）：卧式扭腰运动

孕妈妈做一些轻缓的、小幅度的腿部及胯部运动，不仅可以锻炼大腿及胯部肌肉，同时可以促进顺产，减轻生产时的痛苦。

1. 锻炼孕妈妈大腿外侧、臀部和腰部肌肉。
2. 缓解改善孕妈妈脊椎及背部不适。

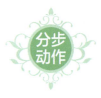

请扫描二维码观看演示视频

1 平躺在床上，头下枕一个软枕，身体两侧再各放一个软枕，双臂水平伸展，双腿伸直分开。

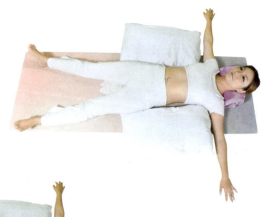

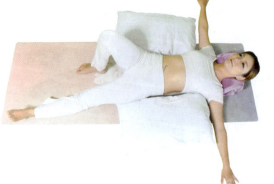

2 右腿屈膝，右脚脚心踩在床上。

第二章 **孕早期**(孕1~3月)**动一动，宝宝发育好、早孕反应少** 41

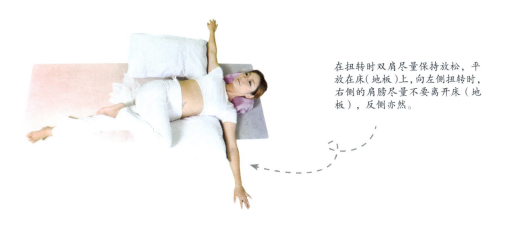

在扭转时双肩尽量保持放松，平放在床(地板)上，向左侧扭转时，右侧的肩膀尽量不要离开床(地板)，反侧亦然。

3 上半身保持不动，下半身向左侧扭转，使右腿压住左侧软枕，保持2秒，回到平躺姿势，放下右腿。

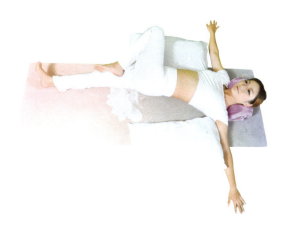

4 换左腿做步骤3的动作，使左腿压住右侧软枕，保持2秒，回到平躺姿势，放下左腿。

老师指导

此套动作也可两腿同时屈膝，然后同时朝着一个方向的枕头压去，略保持1~2秒后，回复原位，再同时向另一个方向的枕头压去。

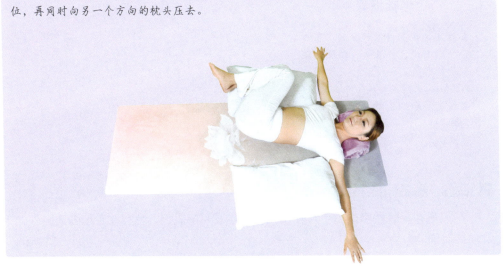

锻炼腿、胯肌肉的其他运动方式

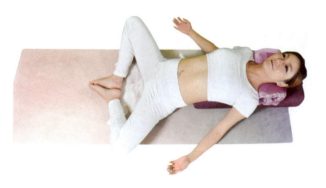

1 平躺(后背部垫上抱枕),两脚脚心相对,然后将两个膝盖尽力向下压。

2 平躺,两脚交叉,然后将两个膝盖尽力向下压。

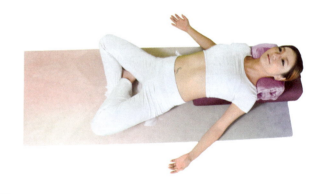

老师指导

在练习这两个动作时,建议在后背部垫上抱枕或枕头,给腰后侧一定的空间,以便减轻腰后侧的压力。如果用的是瑜伽专业抱枕,建议在颈部位置垫上毯子,保持颈曲正常,如果用的是家用枕头,弹性较大,可以不用垫毯子。

锻炼腿、胯肌肉的其他方法

孕妈妈在平时按摩或用手掌轻拍大腿外侧及胯部肌肉,也有助于增强大腿外侧和胯部肌肉的张力。

让妈妈心情好、让胎宝宝舒适：金刚坐

怀孕后，因为身体的各种变化，孕妈妈难免会出现心情浮躁、焦虑等心情不好的时候，偶尔的心情不畅影响不大，但若长此以往，不仅孕妈妈自身可能会抑郁，对胎宝宝的成长也是不利的。因此，孕妈妈必须学会并善于调节自己的心情，其中金刚坐是一个不错的选择。

运动理由

1. 使腿部血液循环减少，并放慢整个下半身的血液循环，而使上半身尤其是胸部和脑部的血液循环加速，平衡身体各部位的神经系统，进而起到安抚情绪、改善心情的作用。
2. 促进消化，调理肠胃功能。
3. 使盆骨肌肉得到伸展，对生殖器官十分有益。

分步动作

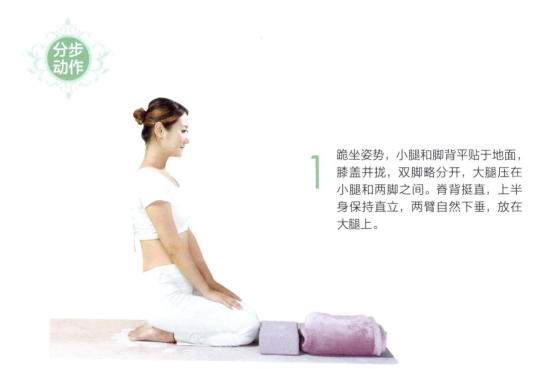

1. 跪坐姿势，小腿和脚背平贴于地面，膝盖并拢，双脚略分开，大腿压在小腿和两脚之间。脊背挺直，上半身保持直立，两臂自然下垂，放在大腿上。

2 起身，呈跪立状态，并打开双膝与肩同宽，踮起脚尖，保持3~5秒，同时做一个深呼吸。

跪立时，上身尽量放松，主要锻炼肩膀及胸部的力量，注意收紧下巴，腰背挺直。可以在脚踝下方垫毯子，缓解足背、脚踝的压力。

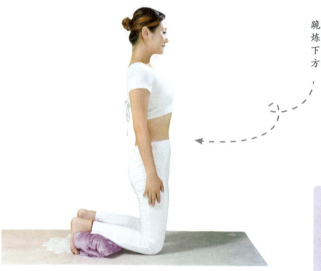

◆ 老师指导 ◆

跪坐时，可以在臀部下方横垫一块瑜伽砖，让身体感受更舒适。

3 慢慢将臀部坐回到双脚上。在最终的金刚坐上保持1分钟或者更久的时间。

改善心情的其他方法

孕妈妈可在平时多做一些自己喜欢的事，一来可以放松心情，二来也可以通过注意力转移而改善心情。

孕妈妈也可以通过饮食来改善心情，适当多吃一些深海鱼、鸡肉、菠菜、土豆、香蕉、樱桃、巧克力等，同时又可补助营养。

使脚腕关节变得柔韧有力：脚腕运动

怀孕期间，体重的增加，再加上身体激素的变化，孕妈妈常常会出现双脚麻痹、水肿等症状，孕妈妈在平时适当做一做脚腕运动会有助于改善这种状况，并会使脚腕关节变得柔韧有力。

1. 为中晚期孕妈妈日益增加的体重压力做准备，使脚腕关节柔韧有力。
2. 长期坚持，有助于改善孕妈妈晚期的脚部水肿。

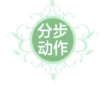

1. 孕妈妈取仰卧姿势，两腿平伸，两臂水平伸展。

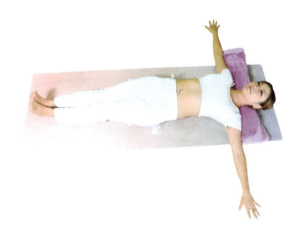

老师指导

在做平躺姿势时，可以将毯子卷几折垫在颈部下面，保持颈部的正常曲度。

2 两脚同时前后活动脚踝，充分伸展、收缩跟腱 10 次。

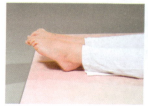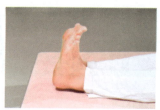

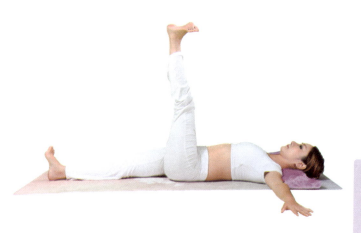

3 抬起左脚，左右摇摆脚踝 10 次，放下。

4 抬起右脚，同样左右摇摆脚踝 10 次，放下。

老师指导

此套动作也可以坐在椅子上完成，踮脚，以脚尖为基点，分别按照顺时针、逆时针方向转动脚踝。

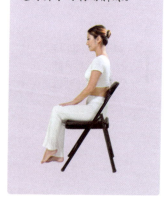

 孕妈妈体验谈

我平时上班到公司或下班到家的时候，会练习这套动作，走累的双脚脚踝能得到很好的舒展，缓解疲劳。

改善脚腕柔韧度的其他运动方式

孕妈妈坐在椅子，抬左腿伸直，脚背用力向下压，使膝关节、踝关节和足背连成一条直线，然后脚背用力向上勾，反复做5~10次。换右腿重复动作。

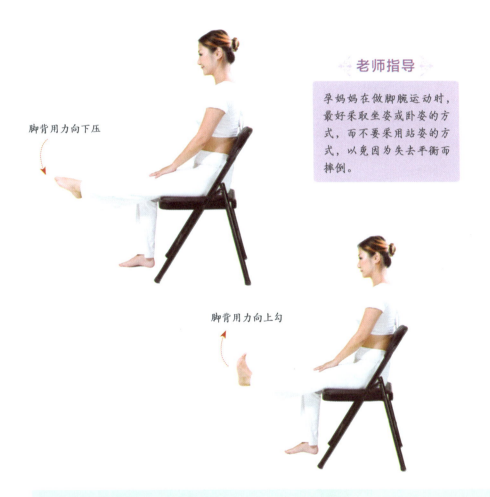

老师指导

孕妈妈在做脚腕运动时，最好采取坐姿或卧姿的方式，而不要采用站姿的方式，以免因为失去平衡而摔倒。

脚背用力向下压

脚背用力向上勾

改善脚腕柔韧度的其他方法

孕妈妈可在平时经常轻柔、缓慢地按揉脚腕关节，每次时间在10~15分钟左右即可。

孕妈妈在每晚睡前泡脚可促进脚部血液循环，起到改善脚腕关节柔韧度的作用，注意泡脚时尽量选择深一些的泡脚盆，水的量最好也盖过脚踝部位。

强化脚部力量：脚部运动

脚部的有力对孕妈妈来说非常重要，因此，孕妈妈在平时注重锻炼脚部力量也就非常有必要了。

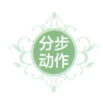

1. 加快脚部血液循环，锻炼脚部肌肉，预防脚部水肿、疲劳等问题。
2. 锻炼小腿肌肉，增强小腿力量。

1 孕妈坐在椅子上，右腿压在左腿上，跷起二郎腿，然后慢慢上下左右活动右腿的小腿和脚尖，约1~3分钟，然后换左腿运动。

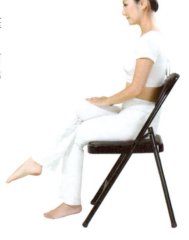

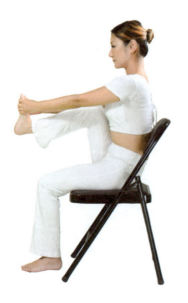

2 向前、向后掰一掰自己的脚趾。换腿重复动作。

加强腿部肌肉的弹性，促进生产：腿部画圈

锻炼腿部肌肉的弹性也是促进孕妈妈顺利生产的运动方式之一。

1. 增强会阴部位、胯部、骨关节周围肌肉的弹性，可以促进分娩，缩短产程。
2. 锻炼腿部肌肉，使腿形更美。

请扫描二维码观看演示视频

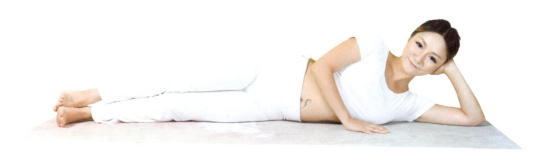

1 左侧卧姿势，双腿伸直，左手支撑头部，右手摊开平放，掌心朝下，自然支撑在胸前。

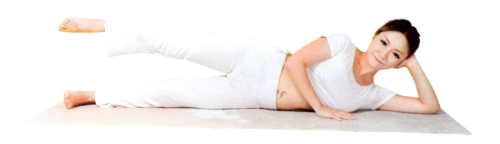

2 抬起右腿略比胯高，注意腿和脚一定要伸直。然后右脚以顺时针方向，慢慢画一个圈，然后悬停在开始的位置，保持2~3秒；再逆时针画一个圈，保持2~3秒。

3 换右侧卧，抬起左腿重复动作。
进行5~8组。

🌸 老师指导

做这组动作时，如果感觉手臂支撑头部太累，也可以将头部直接枕在枕头上来做。

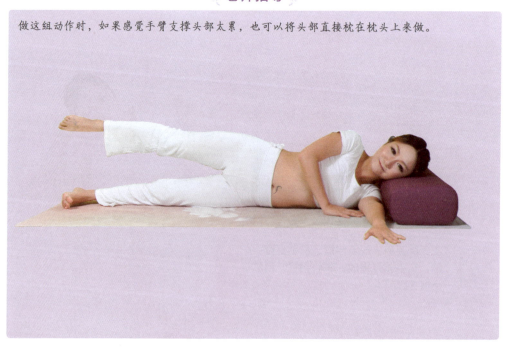

增强腿部肌肉弹性的其他运动方式

孕妈妈平躺在床上,双膝曲起、并拢,然后由双膝带动大小腿,缓慢而有节奏地画圈,注意活动时,双肩和脚掌要紧贴床面。

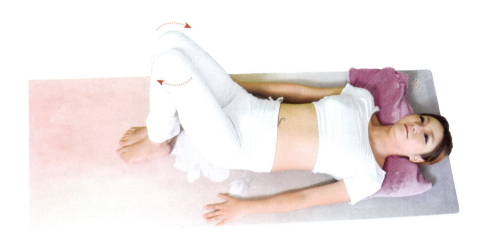

老师指导

做这个动作时,孕妈妈不要追求所画圆圈的大小,以免因用力过大,给骨盆、胯部肌肉带来伤害。

改善腿部肌肉弹性的其他方法

孕妈妈可以在休息时,盘腿坐上5~10分钟,也有助于会阴、骨盆肌肉弹性的锻炼,但要注意每次时间不宜过长,以免影响腿部血液循环。

此外,孕妈妈平时可特意收紧骨盆底肌肉,保持8~10秒,然后放松8~10秒,然后再收紧,每天3次重复这个动作各5~10分钟,也可起到锻炼会阴、骨盆肌肉弹性的作用。

增大肺活量，促进分娩时憋气用力：扩胸运动

怀孕后，孕妈妈一个人呼吸两个人的用氧量，做做扩胸运动，增加肺活量，不仅有助于孕妈妈日常的氧气需求，对孕妈妈日后的分娩也是很有帮助的。

1. 锻炼胸肺部肌肉，增加肺活量，促进分娩时憋气用力。
2. 锻炼肩臂部的肌肉，放松肩颈部肌肉。

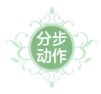

请扫描二维码观看演示视频

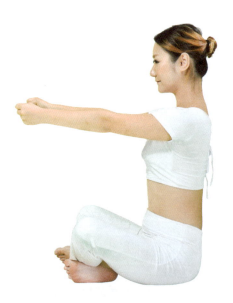

1 盘腿坐姿，双臂向前平伸，与肩同高。

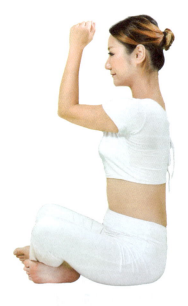

2 两前臂向上弯曲呈90度，双手握拳，合并放于眼前。

3 吸气,做扩胸运动,保持两前臂弯曲状态,慢慢展开成180度,保持2~3秒。

> **老师指导**
>
> 做这套动作时,也可双手握拳朝下,双臂伸直与肩齐,然后整条手臂向外扩展。
> 另外,要注意尽量避免憋气行为,以免使胎宝宝缺氧。

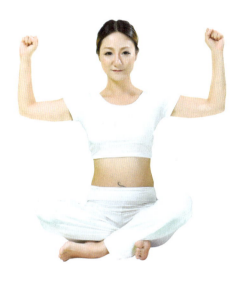

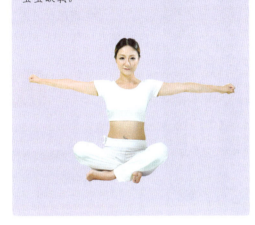

4 呼气,慢慢恢复到步骤2的姿势。

扩大肺活量的其他运动方式

孕妈妈在平时可以适当地游游泳,这样不仅可以增强心肺功能,增加肺活量,同时还是缓解关节压力、促进血液循环、增强体质并帮助控制体重的一种好运动。但孕妈妈游泳时要注意,不可以屏气,一定要保证呼吸顺畅。

改善肺活量的其他方法

孕妈妈可有意识地加大呼吸的深度,多做深呼吸,对于增加肺活量也有一定的帮助。

此外,平时做做吹气球、吹蜡烛等游戏或动作,都是有助于增加肺活量的。

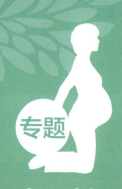

专题 整个孕期都要补叶酸

叶酸能有效预防神经管畸形

叶酸是一种水溶性B族维生素，最初是从菠菜叶中发现的，所以称为"叶酸"。叶酸是胎宝宝大脑发育的关键营养素，孕期适当补充叶酸可预防胎儿神经管畸形。

如果母体叶酸缺乏，会造成胎儿神经管闭合不正常，造成无脑儿、智力低下、脊椎裂等出生缺陷。

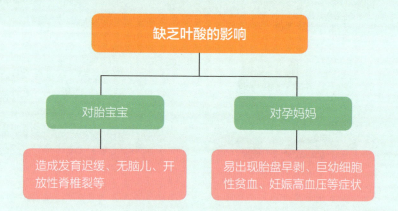

孕前补了，孕期还要继续补

有的孕妈妈在备孕期就补叶酸了，那么孕期也要继续补。也就是说任何一位孕妈妈都要补叶酸，而且要持续整个孕期。

虽然孕早期是胎儿神经系统发育的关键期，但叶酸的补充并不能仅限于孕早期，因为在孕中期、孕晚期，胎儿DNA的合成，胎盘、母体组织和红细胞的增加，都将使叶酸的需要量大大增加，此时缺乏叶酸容易导致孕妈妈引起巨幼红细胞性贫血、先兆子痫、胎盘早剥等的发生。

孕期每日需摄入叶酸600微克

孕妈妈对叶酸的需求量比正常人高，每日需要约600微克才能满足胎宝宝生长需求和自身需要。加上我国育龄女性体内叶酸含量普遍偏低，因此孕期更要重视叶酸的补充。

补叶酸的天然食物

人体不能自己合成叶酸,天然叶酸只能从食物中摄取,因此你应该牢记这些高叶酸含量的食物,让它们经常出现在你的餐桌上。

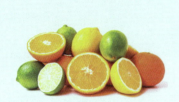

柑橘类
橘子、橙子、柠檬、葡萄柚等

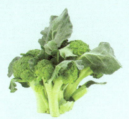

深绿色蔬菜
菠菜、西蓝花、芦笋、莴笋、油菜等

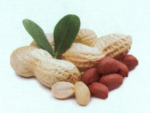

豆类、坚果类
黄豆及豆制品、花生(花生酱)、葵花子等

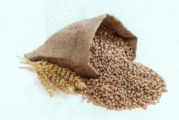

谷类
大麦、米糠、小麦胚芽、糙米等

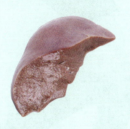

动物肝

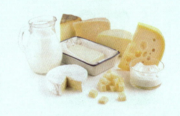

牛奶及乳制品

含叶酸的食物很多,但由于叶酸具有不稳定性,遇光、遇热容易损失,所以人体真正能从食物中获得的叶酸并不多。比如,蔬菜储存2~3天后叶酸可损失一半,在烹调过程中叶酸也会有所损失。也就是说,除去烹调加工的损失,叶酸的实际吸收利用率大概只有50%,如果仅靠食物补,很难达到所需的量。

食物补不足,叶酸片来补

叶酸补充剂比食物中的叶酸能更稳定地被人体吸收利用,因此,在以食补为主的基础上,适当补充叶酸制剂是很有必要的。

叶酸片主要用于纠正饮食中叶酸摄入不足的情况,但是不能脱离食物而单依靠制剂,任何一种营养素的补充都要以食物为基础。一般正常饮食的情况下,每天服用400微克的叶酸片或者复合维生素片即可满足一日的叶酸需求。

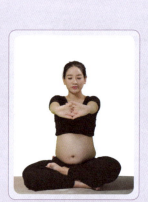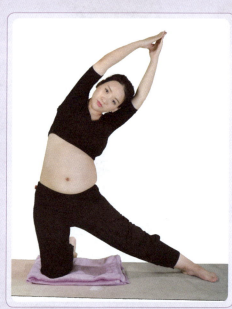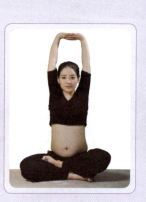

第三章
孕中期（孕4~7月）动一动，缓解孕期不适

随着月份的增大，孕妈妈的身材也逐渐变得臃肿，孕中期的孕妇操动作充分考虑到孕妈妈这方面的特点，设计了对孕妈妈来说最为恰当的姿势，不论肚子多大，都可以很方便又安全地进行运动。

孕中期饮食配合，运动更有效

从现在开始少吃盐，避免中晚期水肿

正常人每天的食盐建议摄入量是 6 克，孕妈妈可以在此基础上降低到 5 克，而对于孕前就有高血压的孕妈妈来说，更要减少食盐用量。减少吃盐不仅要控制饮食中的烹调用盐，还应留意一些食物中的隐形盐。

少吃甜食，避免肥胖和妊娠糖尿病

这个时期大多数孕妈妈的胃口好了，经常感到饿，所以可能会经常买一些零食，如蛋糕、面包、甜饮料等。这些食物含有反式脂肪酸和食品添加剂，含糖量很高，吃多了不仅容易造成肥胖，还易升高血糖，增加妊娠糖尿病的发病率。

多吃深色水果，摄取植物化学物

水果具有低热量、低脂肪、高膳食纤维、高维生素和含多种矿物质的特点，经常食用有益于预防孕期慢性疾病。深色水果含有更多的植物化学物，如花青素、番茄红素等，可以减轻孕期妊娠斑，是孕妈妈的聪明选择。常见的深色水果有葡萄、桑葚、草莓、芒果等。

胎宝宝甲状腺开始发育，适量吃些海产品补碘

在怀孕第 14 周左右，胎宝宝的甲状腺开始发育，而甲状腺需要碘才能发挥正常的作用。孕妈妈如果摄入碘不足的话，可能会导致胎宝宝出生后甲状腺功能低下，影响中枢神经系统，特别是大脑的发育。

孕妈妈每天宜摄入 200 微克碘。鱼类、贝类和海藻类等海产品是含碘比较丰富的食物，孕妈妈适宜多食。一般孕妈妈只要坚持食用加碘盐，同时每周吃 1~2 次海带或紫菜、虾等海产品就基本能保证足够的碘摄入了。缺碘、碘补过了都不好，一般来说，如果孕妈妈不缺碘，就不用特意补。

摄入充足的蔬菜和水果

蔬菜和水果中含有人体必需的多种维生素和矿物质，它们可以提高机体的抵抗力，帮助孕妈妈加速新陈代谢，还有解毒利尿的作用，因此孕妈妈应每天进食充足的蔬菜和水果。值得注意的是，孕妈妈应尽量避免过度食用山楂、桂圆、马齿苋，它们可促使子宫收缩，有诱发流产的可能。

适当增加维生素 A 的摄入

维生素 A 与感受光线明暗强度的视紫红质的形成有着密切关系，对胎宝宝的视力发育起着至关重要的作用。在胎宝宝的成长过程中，维生素 A 还有许多其他的重要作用，比如促进器官发育、提高抵抗力等。

中国营养学会推荐普通女性和孕早期每天宜摄入 700 微克维生素 A，孕中期和孕晚期每天摄入 770 微克维生素 A，所以这个时期要适量增加维生素 A 的摄入量。动物性食物如动物肝脏、肉类等不但维生素 A 含量丰富，而且其中的维生素 A 能直接被人体吸收，是维生素 A 的良好来源。

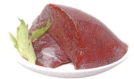

1/10 个猪肝（约 100 克）含有 4972 微克维生素 A

多吃富含 β-胡萝卜素的食物

β-胡萝卜素通过胃肠道内的一些特殊酶的作用可以催化生成维生素 A，在红色、橙色、深绿色植物中广泛存在，所以可适量多吃些胡萝卜、菠菜、南瓜、芒果等。

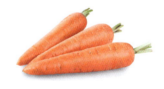

1 根胡萝卜（大约 100 克）含有 4130 微克 β-胡萝卜素

适当吃利尿食物，缓解轻微水肿

为了满足胎宝宝生长发育的需要，孕妈妈体内的血浆和组织液增多，从而会造成水肿。孕妈妈有轻微的水肿是正常现象，可以每天多进食具有利尿作用的食物，如冬瓜、黄瓜、红豆等，以缓解水肿症状。

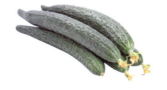

黄瓜

补钙和维生素 D，防止腿抽筋

孕中期，每天钙需求量为 1000 毫克

孕妈妈对钙的需求量随着胎宝宝的生长发育而变化。到了孕中期，孕妈妈对钙的需求量比孕早期要大。中国营养学会建议孕妈妈在孕中期每天补充 1000 毫克的钙。

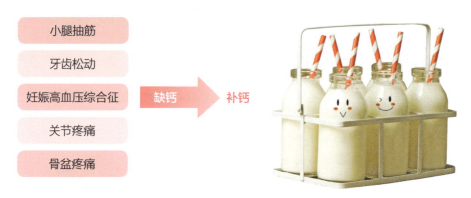

钙和维生素 D 一定要同补

维生素 D 是一种脂溶性维生素。维生素 D 可以全面调节钙代谢，增加钙在小肠的吸收，维持血中钙和磷的正常浓度，预防肋软骨钙化。

目前有关食物中维生素 D 含量的数据很少，其中主要的原因是天然食物中很少富含维生素 D，认为维生素 D 主要来源于动物性食物，如肉、蛋、奶、深海鱼、鱼肝油等。另外一个主要的维生素 D 来源是晒太阳，上午 9~10 点和下午 4~5 点都是晒太阳补维生素 D 的好时间段。

牛奶是钙的最佳来源

除了有乳糖不耐受症状的孕妈妈，其他孕妈妈都应该每天喝奶，因为奶中的钙含量较高，而且容易被人体吸收，此外，还可以多食用一些奶制品，比如酸奶、奶粉、奶酪等。

孕妈妈每天喝牛奶时，可以吃一小把坚果，这样营养更丰富，补钙效果也更好。

马大夫告诉你

孕期补钙可以通过食物加钙片的方式。从孕中期开始，胎宝宝进入了快速发育的时期，必须补充足够的钙质来保证胎儿四肢、脊椎、头颅骨和牙齿等部位的骨化。喝牛奶是孕妈妈补钙的聪明选择。孕妈妈如果在孕中期不能保证每天摄入 500 毫升牛奶（或含有等量钙质的奶制品），就需要补充一定量的钙剂。

但现在市场上一些钙剂中含有对孕妈妈身体有害的元素，如镉、铋、铅等，长期服用可能导致重金属中毒，因此建议孕妈妈买质量有保障的钙剂。

增加铁储存，预防缺铁性贫血

铁的摄入量应达到每日24毫克

是人体造血合成血红蛋白最重要的元素，孕中期的孕妈妈对铁的需求量增加，如果铁的摄入量不足，孕妈妈可能会发生缺铁性贫血，这对孕妈妈和胎宝宝都会造成不利影响。

在孕4~7月，孕妈妈平均每日铁的摄入量应为24毫克；孕8~10月，每天应增加到29毫克。

补铁首选人体吸收率高的动物性食物

铁元素分两种，血红素铁和非血红素铁。前者多存在于动物性食物中，后者多存在于果蔬和全麦食品中，血红素铁更容易被人体吸收。因此，补铁应该首选动物性食物，比如牛肉、动物肝脏、动物血。

猪肝补铁效果好，可一周吃1次

为预防缺铁性贫血，整个孕期都应该注意摄入含铁丰富的食物，如猪肝。为使猪肝中的铁更好地被吸收，建议孕妈妈食用猪肝坚持少量多次的原则，每周吃1~2次，每次吃30~50克。但是为避免猪肝的安全隐患，应购买来源可靠的猪肝，在烹调时一定要彻底熟透。

补铁也要补维生素C，以促进铁吸收

维生素C可以帮助铁质的吸收，帮助制造血红蛋白，改善孕妈妈贫血症状。维生素C多存在于果蔬中，如橙子、猕猴桃、樱桃、柠檬、西蓝花、南瓜等均含有丰富的维生素C。孕妈妈在进食补铁食物时搭配吃这些富含维生素C的果蔬或喝一些这类果蔬打制的果蔬汁，都是增进铁质吸收的好方法。

> **马大夫告诉你**
>
> **补钙与补铁不要同时进行**
>
> 孕妈妈在吃富含铁的食品或服用补铁剂时，不要同时服用补钙剂或者含钙的抗酸剂。这是因为钙会影响身体对铁的吸收。在服用补铁剂时不要喝牛奶，否则牛奶中的钙、磷会阻止铁的吸收。

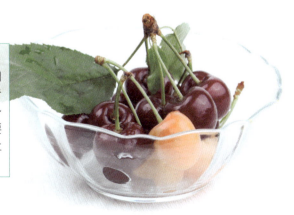

孕中期可以适当多一些运动

孕中期，孕妈妈整体感觉比较舒服

到了孕中期，孕妈妈整体感觉舒服些了，早孕反应已过去，胃口也好了，吃饭也香了，肚子隆起日益明显，心情舒畅了许多。此时，胎盘已经形成，胎盘和羊水的屏障作用可缓冲外界的刺激，使胎宝宝得到有效的保护。

孕中期运动要以轻柔、缓慢为主

孕中期，胎宝宝成长到4~7个月，情况已经相对稳定，孕妈妈也度过了孕早期流产的危机，一些不适的生理状况也得到了改善，不用像孕早期那样太过小心，可以适度增加运动量，增强身体的循环活力，当然具体运动量还需要依自身的体能和承受能力而定。

孕中期避免做仰卧起坐和长时间站立。怀孕时所有的关节都在为生产做准备，会变得比较松弛，因此不要给膝盖造成过大的压力，尤其不要做过度弯膝或者重心过度后移的下蹲运动。

安全运动才会更有效

孕妈妈在运动时一定要注重安全，运动虽然能为孕妈妈和胎宝宝带来诸多好处，但是如果超出孕妈妈身体承受能力，反而会给孕妈妈和胎宝宝带来伤害。因此，需要在各方面注意运动安全。

运动细节
①每次运动时间以20~30分钟为宜，不宜超过1小时。每周运动3~5天为宜。
②建议在饭前或者饭后一小时运动，运动前后要充分补水。
③运动时保持良好的通风环境。

运动强度
①运动中出现头痛、眩晕、恶心、胸闷、呼吸困难等症状时要停止运动，马上休息。
②运动要采取循序渐进的方式，以身体的状态和承受力为前提。

防止颈椎酸痛，不让颈椎变形：下颌画圈

随着月份越来越大，孕妈妈颈椎的不适感可能会越来越明显，平时要注意多做一些锻炼颈椎的运动，帮助改善颈椎的不适。

1. 锻炼颈部肌肉和骨骼，改善颈椎酸痛等不适，预防颈椎变形。
2. 促进头颈部的血液循环，预防和缓解孕期头痛等不适。

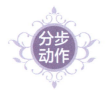

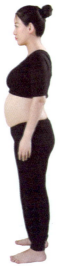

1. 孕妈妈取坐姿或站姿，肩背挺直，双手自然下垂，伸展颈椎，两眼向前平视。

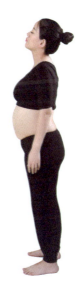

2. 下颌向前探出，以下颌为基点，按顺时针方向转圈，转出时吸气，转回时呼气，共转5～10圈。

老师指导

做这套动作时,孕妈妈也可以直接按上、下、左、右的顺序来扭动脖子。

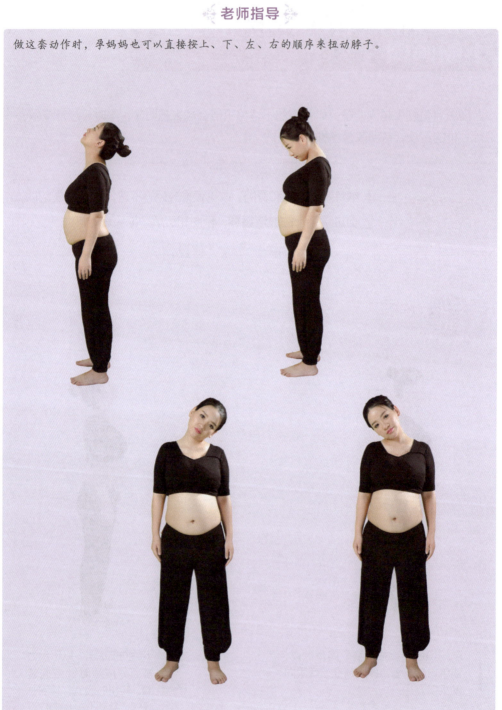

预防并缓解手部水肿，活动肩臂肌肉：摇动手腕

孕妈妈怀孕期间，尤其是随着月份增大，往往会出现手和手腕水肿以及手腕痛、手指麻痛等不适情况，且夜间病情更严重，为预防这一点，孕妈妈可以做一些手腕部运动，锻炼一下手腕部肌肉。

运动理由

1. 锻炼前臂及手腕部位的肌肉张力。
2. 促进血液循环，预防并缓解孕晚期易出现的手腕疼痛、水肿现象。

分步动作

请扫描二维码观看演示视频

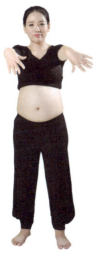

1 孕妈妈取坐姿或站姿，双臂平伸于胸前，双手五指分开，指尖朝下，左右摇摆双手10次，放下手臂，休息2~3秒。

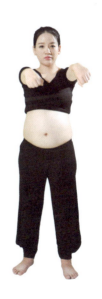

2 再次伸起双臂，平放于胸前，双手自然握拳，左右摇摆双手10次，放下手臂，休息2~3秒。

3 放开拳头,双手五指用力伸开,然后上下翻转手掌手背5~10次。

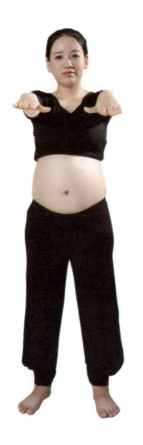

老师指导

平时也可以通过简单的互压手指动作锻炼手腕:五指分开,然后五个指尖相对,左右手指分别用力向对立的方向压去,使五指呈左右活动状态。

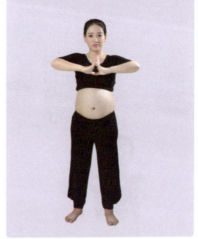

 孕妈妈体验谈

我孕期仍然是坚持上班的,工作中经常使用电脑,手腕本来就很容易疲劳,随着月份增大,手腕酸麻、肿胀的感觉越来越强烈。所以,我在电脑前工作一段时间,就在座位上做一遍这套动作,不仅是手腕,感觉整个身体都有种放松的舒畅感。

缓解手部水肿的其他运动方式

孕妈妈可将双手合十，手腕下沉至感觉到前臂有伸展感，保持5～10秒；然后将手指转向下，用力提升手腕至有伸展的感觉。每天重复做3～5组，对于缓解手腕痛及手肘痛很有帮助。

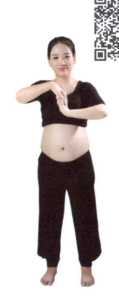

请扫描二维码观看演示视频

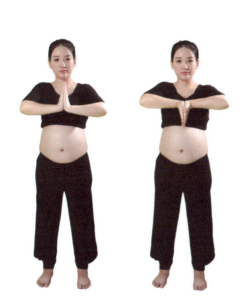

此外，孕妈妈将十个手指交叉，来回活动一下手指、手腕等部位，也对于缓解孕妈妈手腕部不适也很有帮助，对于利用电脑工作的孕妈妈来说，这种运动更有必要。

马大夫告诉你

孕妈妈应避免单手提拿1千克以上的重物，以免因手腕和手臂负担的加重而造成不适。

缓解手腕不适的其他方法

孕妈妈怀孕期间若感到手腕不适，可佩戴护腕，以保护手腕，预防外来刺激对手腕的影响。此外，还要注意不要总是低垂手腕，可不时抬高手臂，增加血液回流，以减轻腕部水肿状况。

缓解手腕不适，远离"妈妈腕"（一）：环旋手腕

孕妈妈怀孕晚期，因为体内激素的变化，易引起手腕韧带水肿，肌腱也变得脆弱，有些孕妈妈会出现"妈妈腕"现象。孕妈妈平时可适当做一些手腕部运动来防治"妈妈腕"。

1. 活动手腕部的肌肉，促进血液循环，缓解手腕水肿现象。
2. 活动肩、颈部的肌肉，缓解肩颈不适。

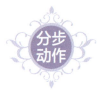

请扫描二维码观看演示视频

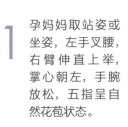 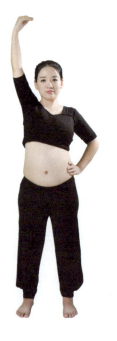 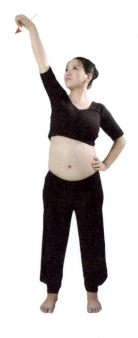

1. 孕妈妈取站姿或坐姿，左手叉腰，右臂伸直上举，掌心朝左，手腕放松，五指呈自然花苞状态。

2. 旋转右手腕，使掌心朝右外侧旋转，轻轻摇、转，环旋30~50次。旋转次数根据自身感受而定，不要勉强。

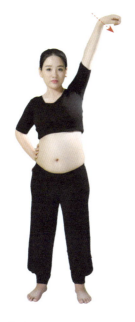

3 换右手叉腰，向上伸直左臂，旋转左手腕30~50次。

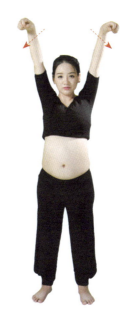

4 两手同时向上伸起，双手腕同时环旋30~50次。

改善"妈妈腕"的其他方法

注意手腕部保暖

孕妈妈平时洗手、洗脚和洗脸注意使用温水，避免接触凉水，更不要使用凉水洗衣服等。

热姜水泡手掌和指根

民间有一个缓解手腕疼痛的小偏方，孕妈妈可以尝试一下：用热姜水泡手掌和指根，有助于把手关节中的寒气驱走，因为姜有驱寒的作用。

不要过于劳累

孕妈妈出现手腕、手指疼痛时，一定要注意休息，一些不是必须由孕妈妈来做的事情，可以让家人帮助分担。

缓解手腕不适，远离"妈妈腕"（二）：手掌推墙

孕妈妈不可能在孕期完全处于静养状态，而且也不提倡"久坐不动"，日常生活、家务劳动、职场工作中需要"动手"的情况很多，而孕妈妈因为孕激素的影响，比较容易手腕疲惫，做一些方便简单的手腕运动可以帮助很好地缓解手腕不适等症状。

1. 促进腕部血液循环，缓解手腕疲劳症状。
2. 通过"施压－放松"来锻炼腕部肌肉，而且随着身体的配合，进而锻炼手臂、肩背肌肉群，让身体得到放松。

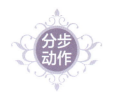

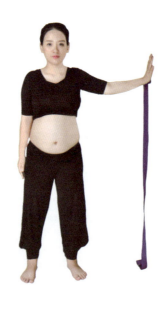

1 孕妈妈取站姿，伸出左手五指张开推墙（手腕下方放个卷状瑜伽带），感受不适的手腕下方有个力量向墙延展，保持20秒。

2 换另一侧，用右手掌推墙，重复动作。

老师指导

卷状瑜伽带：艾扬格标准瑜伽带，用带尾部卷，不用卷太厚，卷一两卷就好，将卷好的瑜伽带横放在手腕根部。

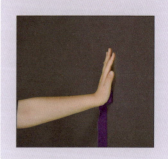

缓解肩臂肌肉，缓解颈椎不适：耸肩运动

随着胎宝宝的逐渐长大，孕妈妈在妊娠过程中，也易出现颈椎僵硬、疼痛等不适。

运动理由

1. 锻炼肩颈及臂部肌肉，放松颈椎，减轻不适感。
2. 美丽肩部，使肩臂曲线更优美。

分步动作

请扫描二维码观看演示视频

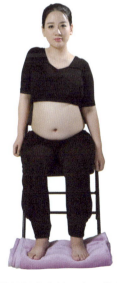

1 孕妈妈坐在椅子上，背部挺直，双手自然下垂，抬起右肩连续向上耸动3次，回复原状。

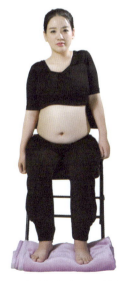

2 保持坐姿，再抬起左肩，连续向上耸动3次，回复原状。

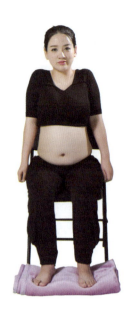

3 保持坐姿，双肩同时抬起，连续向上耸动3次，回复原状。

老师指导

可以双手在后背交握，然后左右肩膀分别向上耸动3次，或者双肩同时向上连续耸动3次。

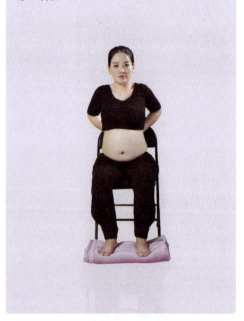

4 以上3个动作交替进行，进行5~8组。

孕妈妈体验谈

我喜欢在电脑前工作一两小时后做一遍耸肩运动，能很好地缓解颈肩的僵硬，放松全身。

锻炼肩臂肌肉的其他运动方式

孕妈妈可以在平时举举小哑铃或者矿泉水瓶、饮料瓶等，以锻炼肩臂肌肉。

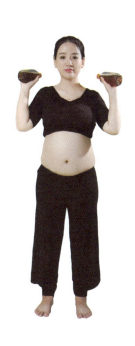

1. 取站姿，双手各握一瓶饮料，先向上托举到肩膀。

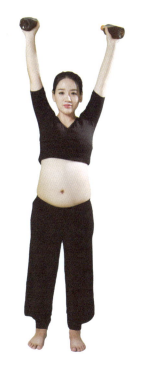

2. 再用力举过头顶，保持 3~5 秒，重复动作 10 次。

改善颈椎不适的其他方法

孕妈妈睡觉时，重力都压在一边，同时也使颈背部肌肉、颈椎等处于紧绷状况，因而容易造成颈椎不适或手臂发麻。所以，孕妈妈平时睡觉时不要老保持一个姿势，要注意翻身和变换姿势。

随着子宫的快速增长，孕妈妈整个人的重心会往前移，站立时，不自觉的前倾姿态会加速颈椎病的病变，因此孕妈妈平时站立可不时调整一下自己的站姿，不要让前倾的姿势过度影响自己。

强健肩部肌肉，舒展脊椎（一）：背后扣手运动

妊娠期间，在子宫增重等因素的作用下，孕妈妈的肩颈部易因长期处于紧张状态而出现肩颈部不适，做做背后拉手这个小运动，不仅有助于改善肩颈部不适，对扩大肺活量、缓解胸闷状况也是有帮助的。

1. 锻炼肩、颈及背部肌肉，缓解疲劳，并使脊椎挺直。
2. 扩大肺活量，缓解胸闷状况。

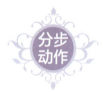

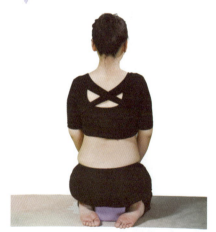

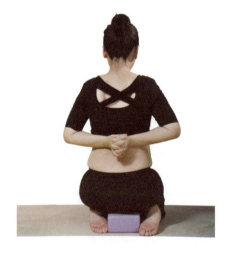

1 金刚跪坐，双膝并拢，小腿分开，脚踝内侧放一个瑜伽砖，臀部坐于瑜伽砖上，挺直腰背，双手分别放在膝盖上。

2 双手从腰两侧背后，十指相扣，保持微屈肘部，上提胸腔，肩胛内收，缓缓伸直手臂，保持3~5秒后还原到步骤1。

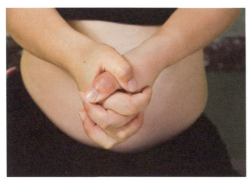
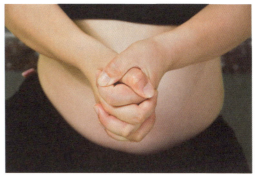

3 双臂相扣手指位置互换,保持微曲肘部,上提胸腔,肩胛内收,缓缓伸直手臂,保持3~5秒后还原。

老师指导

做这套动作时也可以在1的基础上,一手上一手下曲肘,让双手于身体后侧手指扣住,两手肘彼此反向延伸不压头部,尽量与脊椎保持在一条直线上,停留3~5个呼吸。(图1)换反侧。如果双手直接相握太吃力,可以借助一条毛巾,两手都握在毛巾上,然后拉伸(图2)。

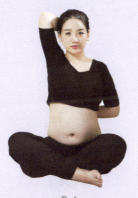
图1

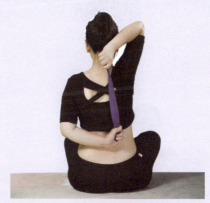
图2

改善肩颈部肌肉不适的其他方法

孕妈妈出现肩颈不适时,可由家人从后颈部沿着发际部位向颈根部轻缓地进行按捏,同时还可轻轻按压风府和大椎两个穴,这对于缓解不适也有一定帮助。

此外,用热毛巾或电吹风对肩颈部进行热敷或热吹,也会起到一定的缓解改善作用。

强健肩部肌肉，舒展脊椎（二）：手臂上抬伸展

妊娠时因为孕激素的影响，关节韧带松弛，子宫增大，压迫盆腔组织与神经，同时由于腹部增大，身体的重心向后移，孕妇为了适应身体姿势的平衡腰向前突，久而久之容易让脊椎变形。

运动理由

1 拉伸颈部，舒展脊椎。
2 很好地缓解肩背痛。

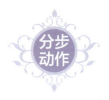

请扫描二维码观看演示视频

老师指导

手臂向前伸展时肩部下沉，体会肩膀远离耳朵。手臂头顶伸展时，手臂向耳后靠拢，尽量保持手臂伸直。

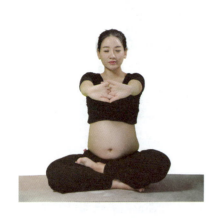

1 取坐姿，双手在身体前十指交叉，手掌外翻，手臂向前伸展与肩同高。注意感受胸腔扩展、上提，肩胛骨向下沉。

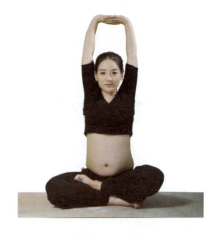

2 吸气，手臂向头顶伸展，掌心朝向屋顶，拉伸躯干，保持3个呼吸回合，然后呼气，放松还原。

锻炼肩颈、手臂的运动：颈后举臂

孕妈妈易出现颈椎、肩胛处疼痛或僵硬等不适，尤其是看电视或聊天等长时间保持一个姿势的时候，更容易加重这种不适。

1 活动颈椎、肩胛，防治颈椎和肩胛不适。
2 促进手臂血液循环，改善手、臂部水肿，纤细手臂。
3 防治胸部下垂。

请扫描二维码
观看演示视频

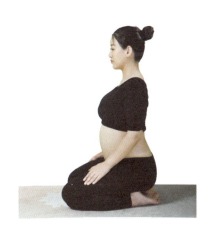

1 孕妈妈取跪坐姿，挺直上身，两腿略分开，双腿中间夹一个瑜伽枕（或枕头），让孕妈妈感觉更舒适，并减轻小腿的压力。

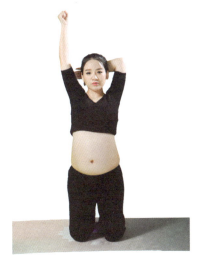

2 直立起身，向上伸直右臂，左臂从脑后伸过去，用左手握住右臂，同时头用力后仰来增加手臂压力。

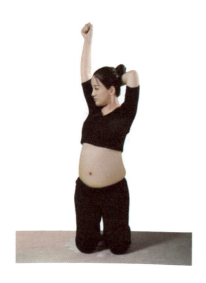

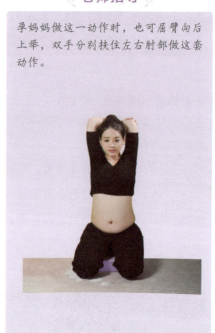

老师指导

孕妈妈做这一动作时,也可屈臂向后上举,双手分别扶住左右肘部做这套动作。

3 上半身和头部向右转,保持2~3秒,回复原状,再向左转,回复原状。

4 休息3~5秒后,重复上述动作5~8次。

改善肩颈、手臂不适的其他方法

日常生活中注意细节,也有助于预防和缓解肩颈、手臂的不适。

①坐着时,用软垫靠住腰背部,给腰部一个支撑。

②用电脑时稍抬高屏幕,让屏幕和眼睛呈5度仰角,可以让颈部得到放松。

③用笔记本电脑时,外接一个键盘,有利于手的摆放,让手臂和肩膀呈现自然松弛的状态。

打开胸腔，缓解胸闷气短（一）：仰卧简易后弯

随着月份的增大，孕妈妈会感到身子越发沉重，呼吸困难，爬楼梯时，走不了几级就会气喘吁吁。这是因为随着胎宝宝的生长发育，孕妈妈日益增大的子宫压迫到肺部，所以需要通过适当的锻炼打开胸腔、增加肺活量，帮助缓解孕期胸闷气短的现象。

运动理由

1. 充分伸展背部，扩展胸腔，让呼吸更顺畅。
2. 舒展骨盆区域，让骨盆更有力。

请扫描二维码观看演示视频

1 坐姿，屈膝，准备两块瑜伽砖。

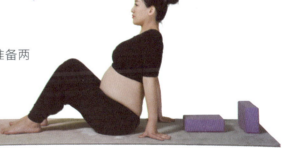

2 手支撑住身体缓慢躺下，将一块瑜伽砖垫在两侧肩胛骨中间，另一块枕在后脑勺，双手自然摊开，停留20秒或者更长的时间。

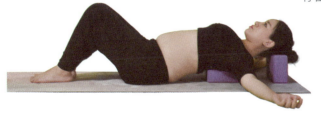

3 手支撑住身体慢慢回正。

打开胸腔，缓解胸闷气短（二）：威尼斯海滩式

孕妈妈呼吸顺畅会为胎宝宝带来更多氧气，能更好地促进胎宝宝大脑及身体的生长发育。

运动理由

1. 扩展胸腔，让呼吸更顺畅。
2. 舒缓肩背、双臂，缓解身体疲劳。

分步动作

1. 从坐姿开始动作，屈膝，手放在身体后侧做支撑。

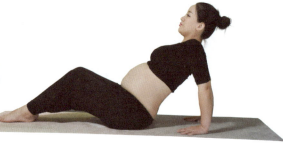

2. 依次屈肘，让小臂贴于地面，大臂往下推垂直于地面，拉伸胸腔，抬起向上。

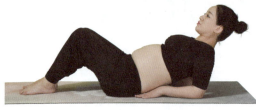

3. 慢慢依次伸直双腿，脚跟稍微分开，脚背回勾，保持5个呼吸。

4. 屈膝，伸直手臂推起身体还原。

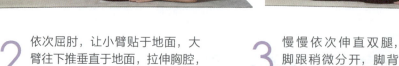

打开胸腔，缓解胸闷气短（三）：骆驼式

孕妈妈呼吸顺畅，可为胎宝宝提供更舒适的子宫环境，让胎宝宝更好地伸展四肢，有利于胎宝宝健康成长。

1. 缓解子宫压力，舒缓背部疼痛。
2. 扩展胸部，让呼吸更舒畅。

请扫描二维码观看演示视频

老师指导

也可以在脚踝两侧，分别竖放一块瑜伽砖。放置瑜伽砖的高度以自己感受舒适为主。

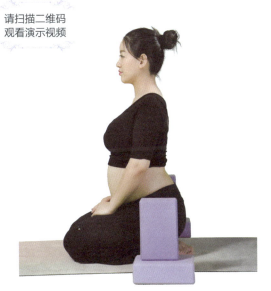

1 跪姿，双腿分开与肩同宽，脚踝两侧各放两块瑜伽砖。

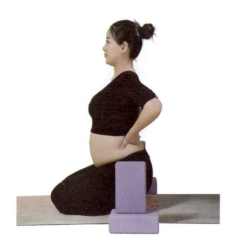

2 吸气,双手叉腰放于腰后侧,保持脊椎延展,大腿收紧,脚踝压地。

3 呼气,保持胸椎的延展并向后弯,手依次放到瑜伽砖上,调整姿势。

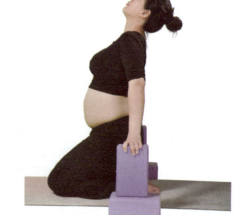

4 依次收回手,还原跪姿。

增加肺活量，塑造胸部曲线：膝盖俯卧撑

很多人可能觉得孕妈妈不宜做俯卧撑，但与普通俯卧撑相比，这种简单的俯卧撑耗力程度低得多，孕妈妈适量做几次，有着多重好处。

1. 增加肺活量，有助于分娩时憋气，缩短产程。
2. 提升胸部，紧致胸部曲线。
3. 增加腹部肌肉的收缩力，预防因腹肌松弛而造成的胎位不正。

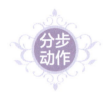

1. 取趴卧姿势，孕妈妈脚背、小腿、膝盖和双手着地，双手俯撑在瑜伽垫上。

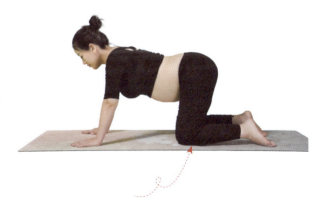

做此动作时双手分开大点，让膝盖下位置受力，避免膝盖触地吃力。

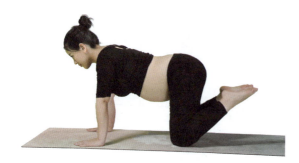

2 双臂弯曲，身体下压，同时双脚翘起，然后再慢慢撑起身体，恢复步骤1姿势。

3 根据自己体力反复进行5~8个即可。

老师指导

孕妈妈也可以双脚交叉翘起。这种以膝盖着地进行的俯卧撑，孕妈妈可以轻松做到，但是要注意量力而行，一开始可以只做2~3个，然后慢慢加到5~8个。

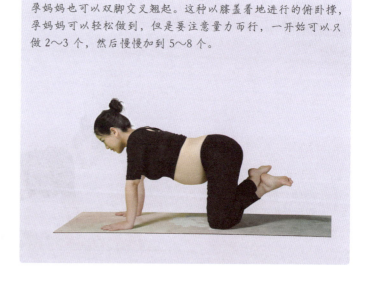

增加肺活量的其他方法

孕妈妈平时可以适当做一些胸背部的按摩，并配合做做深呼吸，以提高肺活量。

缓解乳房胀痛，缓解肩背疼：背手压身

一个简单弯曲下压身体的小动作，却有多方面的保健作用，很适合于孕妈妈，平时可多做几次。

1. 扩胸，缓解乳房胀痛等不适。
2. 缓解肩背疼痛和疲劳，改善手臂水肿、抽筋等不适。
3. 锻炼腹部肌肉的收缩力，扩张骨盆，为自然分娩增加助力。

请扫描二维码观看演示视频

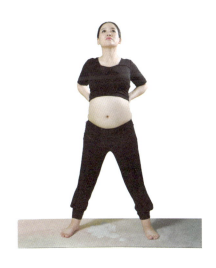

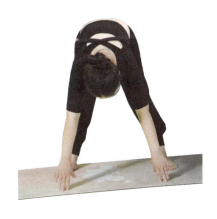

1. 站立姿势，两脚分开比肩宽，保持双脚平行，双手叉在后腰，吸气，抬头挺胸。

2. 呼气，缓缓向前向下弯腰，用双手掌支撑地面，保持3个呼吸。

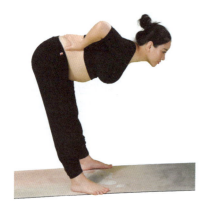

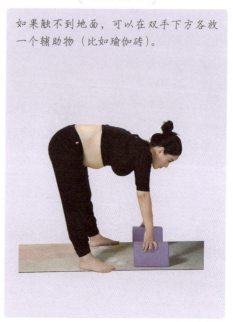

老师指导

如果触不到地面,可以在双手下方各放一个辅助物(比如瑜伽砖)。

3 吸气,抬头,双手扶于腰胯部,保持腰背部平直,微屈膝,慢慢起身。

4 恢复站立姿势,休息1分钟。

改善乳房胀痛的其他方法

孕妈妈平时要选择合适的乳罩,最好是可以调节松紧的乳罩,可以随着胸围的增大而自然放松。

此外,孕妈妈平时要注意乳房清洁,每天用干净的毛巾和温水擦洗乳房,并做一些简单按摩,以起到较好的预防乳房胀痛作用。

缓解腰背痛（一）：猫式跪地

进入孕中晚期，子宫明显增大，孕妈妈身体重心前移，为保持身体平衡，孕妈妈会形成肚子前挺，腰部和肩部向后倾的姿势，这样就使得腰部和背部承受较多的力量，容易腰酸背痛。孕期腰背酸痛一般出现在怀孕20周以后。

1. 充分伸展背部、腰部和肩部，消除酸痛和疲劳。
2. 脊椎骨得到适当的伸展，增加灵活性。
3. 缓解骨盆疼痛。

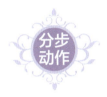

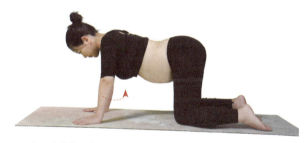

注意，肘关节向内。

1 四脚板凳式，小腿及脚背紧贴垫子，十指张开撑地，指尖向前，手臂、大腿挺直与地面成直角。注意腰背要挺直，身体与地面平行。

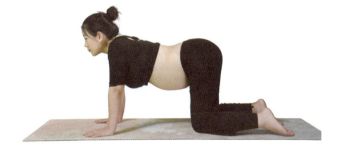

2 吸气，抬头，打开胸腔，臀部翘起，坐骨打开，感觉体前侧完全展开。

3 呼气，同时慢慢地把背部向上拱起，微微收腹，用下颌靠近锁骨，视线望向大腿位置，直至感到背部有伸展的感觉。把 1~3 的动作重复 3~5 次。

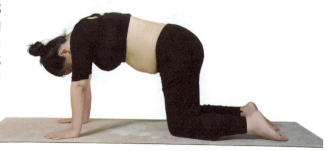

4 完成步骤 3 后，再次挺直腰背，抬起右腿向后伸直与背部齐平，脚掌蹬直，左手向前水平伸展。抬头，眼望前方，伸展背部。左右轮换，每一侧保持 3~5 个自然顺畅呼吸。

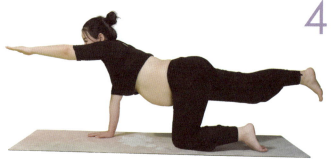

老师指导

步骤 3 也可以这样做：在步骤 2 的基础上，双臂向前伸直、平行着地，下颌着地，臀部向上撅起，跪趴在垫子上休息。

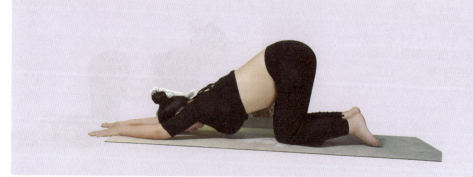

缓解腰背痛（二）：猫式单臂穿越

怀孕后随着肚子越来越大，孕妈妈会不知不觉向后仰肩膀，使得颈椎和肩胛骨受力过大引起腰背疼痛，通过适当运动可以缓解疼痛症状。

运动理由
1. 舒展脊背，锻炼腰部的柔韧性。
2. 舒缓肩背肌肉，减轻腰背压力。

请扫描二维码
观看演示视频

1 膝盖触地，双膝打开与肩同宽，双手手掌撑在瑜伽垫上。

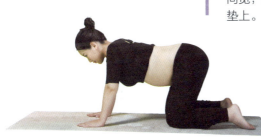

2 吸气，找到身体重心，呼气，左手撑地，右手臂从左手臂下穿过，身体重心随之倾斜，头向左转。左右轮换，重复动作4次。

老师指导

跪姿时，如果孕妈妈觉得肚子有压迫感，可以稍拉宽两膝间距离，使腹部自然下垂，孕妈妈肚子舒服了胎宝宝也会感到舒适。

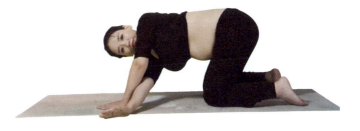

缓解下背部疼痛（一）：站立半前屈运动

因为肚子负重的原因，下背部疼痛是孕妈妈常见的症状，适当的拉伸运动能帮助腰背部肌肉放松，促进血液循环，缓解疼痛症状。

运动理由
1. 舒缓长期处于紧张状态的脊椎神经，放松身体。
2. 缓解下背部疼痛，增强消化功能。

分步动作 请扫描二维码观看演示视频

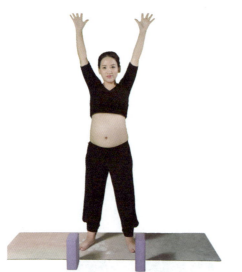

1 站姿，双脚分开与肩同宽，双脚保持平行，距脚尖前半步位置，分别竖放一块瑜伽砖。吸气，手臂伸展向上，保持手臂向上伸展，肩胛下沉。

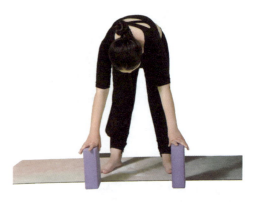

2 呼气，身体前屈，孕14~20周妈妈，双手置于瑜伽砖上，伸展胸椎和腰椎，大腿肌群向上提，坐骨向后打开，脊椎伸展，保持20秒。

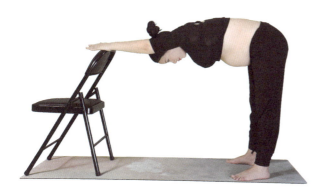

3　孕20~28周妈妈，双手置于椅子上，头与脊椎在一条直线上，伸展胸椎和腰椎，大腿肌群向上提，坐骨向后打开，脊椎伸展，保持20秒。

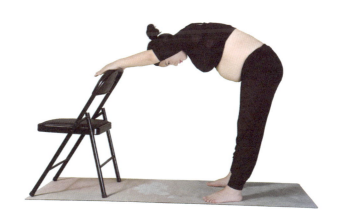

4　吸气向内走步，呼气起身，还原。

缓解下背部疼痛（二）：幻椅式

幻椅式，就是由想象自己是坐在椅子上而得名，这个姿势会让孕妈妈背部变得强壮，促进身体灵活性。

1. 强健双腿，保持体态平衡稳定，并矫正不良姿势。
2. 强壮脊椎、强壮背部肌肉群，消除肩背酸痛、缓解僵硬不灵。

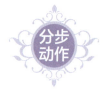

请扫描二维码
观看演示视频

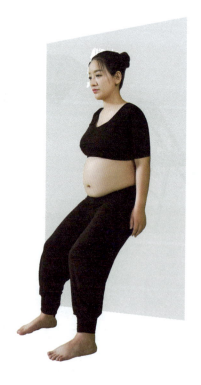

1 站立，后背靠墙，双腿分开与髋同宽，屈膝慢慢下蹲，感觉大腿稍微吃力停留，大腿用力收紧，膝盖不超过脚尖。

第三章　孕中期(孕4~7月)
动一动，缓解孕期不适 93

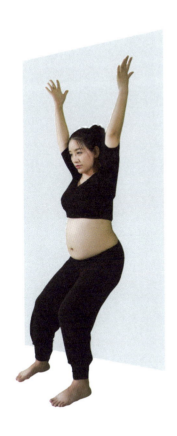

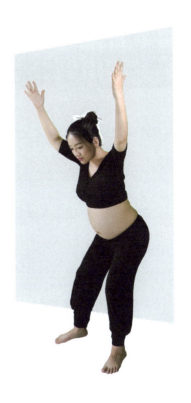

2 吸气，双手从体侧向上伸展，手臂放在耳朵两侧，保持肩胛下沉。

3 呼气，上身向前，上身与手臂同时向前斜上方，保持脊椎延展，停留3个呼吸。

老师指导

觉得不吃力的妈妈可以试着让臀部离开墙面。

改善腰背痛的其他方法

孕妈妈平时睡觉时，最好选择稍硬一些的床垫，太软的床垫会加重孕妈妈腰背部的压力，而稍硬一些的床垫则有助于缓解腰背部的压力和酸痛感。

孕妈妈平时坐着时，应保持背部和肩膀的平直。臀部要坐在整个椅子上，并尽量靠着椅背，还要注意避免保持同一个坐姿在30分钟以上。

缓解下背部疼痛（三）：椅子上的扭转

下背部疼痛是孕妈妈比较常见的现象，强壮躯干和腹部周围肌肉，有助于关节和脊椎的稳定性，缓解疼痛症状。

1. 促进脊椎良好发展，按摩盆腔器官。
2. 舒缓背部肌肉，缓解下背部疼痛。

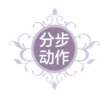

请扫描二维码观看演示视频

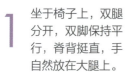

1. 坐于椅子上，双腿分开，双脚保持平行，脊背挺直，手自然放在大腿上。

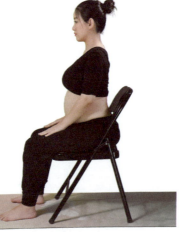

2. 吸气，双手侧平举打开，骨盆稳定，肩胛下沉，胸腔上提打开。

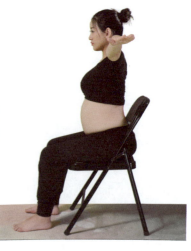

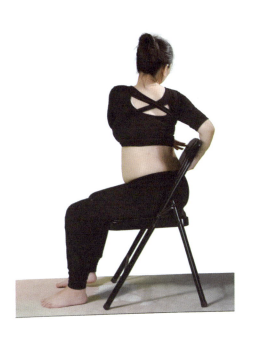 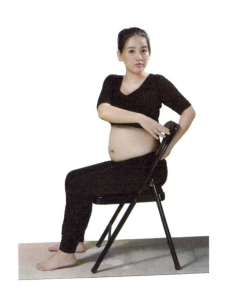

3 呼气,将身体右转向椅背,双手抓椅子背靠,保持20秒。

4 吸气还原,换左侧重复动作。

改善背部不适的其他方法

为了更好地保护背部,孕妈妈平时可以适当地泡个热水澡,不仅有助于背部肌肉的放松,同时也可在一定程度上减轻背痛。

此外,孕妈妈日渐增长的子宫,使得背部压力日渐增大,孕妈妈可以使用托腹带来分担一部分重量,以缓解对腹肌和背部造成的压力。

减轻孕期背部疼痛，还可帮助顺产：骨盆倾斜运动

顺产是孕妈妈最理想的生产方式，适量运动可以帮助打开骨盆，加快产程，增加顺产概率。

1. 促进脊椎良好发展，按摩盆腔器官。
2. 舒缓背部肌肉，缓解下背部疼痛。
3. 锻炼骨盆利于顺产。

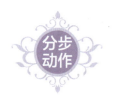

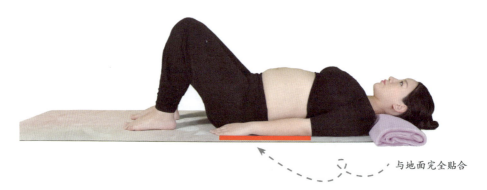

与地面完全贴合

1. 仰卧，双腿打开与骨盆同宽，同时脚后跟不要过于贴近臀部，尽量保持膝盖不超过脚尖。

2. 吸气，收紧腹部和臀部肌肉，并轻微向前倾斜骨盆，卷收骶尾骨，让后腰背与地面完全贴合。

3. 保持姿势，数5秒，然后呼气。随着呼吸的节奏，重复数次。

活动腰肌，提升臀部，缓解心理压力：芭蕾体式之旋转

孕妈妈跳几个芭蕾体式的小运动，不仅有助于自身的健康、美化体形和提升气质，同时伴着悠扬的音乐，还有助于安抚孕妈妈情绪，促进胎宝宝的健康发育。

运动理由
1. 活动腰部肌肉，提升臀部，美化孕妈妈的腿部线条。
2. 舒展肩臂肌肉，减轻疲劳。
3. 缓解孕妈妈的心理压力，改善产前焦虑状况。

请扫描二维码观看演示视频

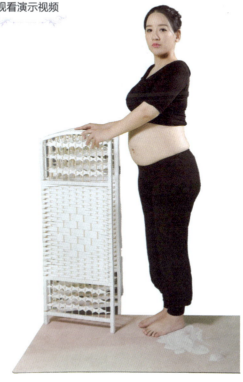

1 找一个稍高于腰部的支撑，如高背椅子、单杠等，但不仅限于这些辅助工具，只要稳定性好，方便找到即可。

2 孕妈妈双手扶住辅助工具站立，双脚并拢，先将重心移到右腿。

协和专家教你
轻松孕妇操　98

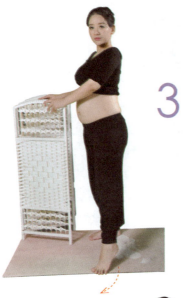

3 左腿慢慢向旁侧打开，绷脚背，脚尖离开地面。

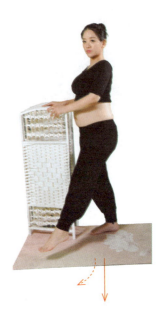

4 左腿向前，绷脚背，脚尖离开地面。

5 左腿向后，绷脚背，脚尖离开地面。

6 左腿单腿划一圈，始终保持右腿稳定。换另一侧，重复3-6动作。

 孕妈妈体验谈

我很喜欢这套动作，想象自己如果有个女儿的话，把她打扮成漂亮的小公主，可以带着她一起跳舞，心里充满了甜蜜。

强化肩、背肌肉：推墙操

锻炼肩背肌肉的韧性，促进体内血液循环及新陈代谢，让孕妈妈身体处于舒适的状态。

1 锻炼肩部、背部、腰部的肌肉，使其得以伸展，减轻僵硬感。
2 锻炼手臂，使手臂更有力量，并防治手部水肿。

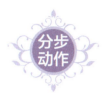

1 距离墙壁一步远的位置，取站姿。

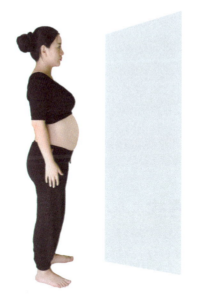

2 双手分开与肩同宽，支撑在墙壁上。

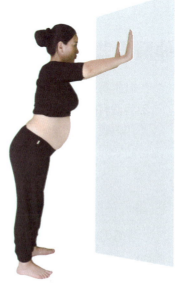

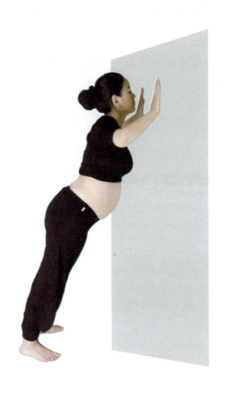

老师指导

注意肩部前压时,用力不可过大,以免造成拉伤。

3 双脚不动,屈肘,肘关节靠近身体,身体向墙的方向靠近,但不要完全贴靠在墙上。

4 慢慢伸直手臂,身体还原。重复动作3~5次即可。

伸展肩背的其他运动方式

1. 时常将头部转向不同的方向。
2. 将两肩向后打转,甚至伸个"大懒腰"。
3. 用热敷,或在淋浴时用暖水喷射肩背酸痛的部位,也有一定的舒解作用。

改善肩背肌肉酸疼的其他方法

孕妈妈可以将左手放在右肩上,然后用右手用力上抬左手肘部,可以锻炼肩臂肌肉。此外,孕妈妈用肩撞撞墙,也是很方便的一个锻炼放松肩部肌肉的好办法。

加强腰背、肩臂力量练习：反台式

孕妈妈肌肉的力量能为胎宝宝带来更好地支撑，为胎宝宝提供更大的空间，让胎宝宝舒适地伸展肢体，为顺产做好准备。

运动理由

1. 伸展髋区，增加腰部、腿部、臀部、脚踝的力量。
2. 放松肩颈，减轻孕期驼背。

分步动作

请扫描二维码观看演示视频

1. 坐姿，屈膝，脚掌压地，手放在臀部后侧，保持骨盆在手与腿部的中间。

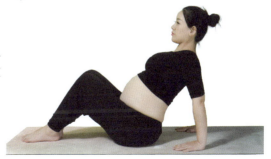

手掌微外旋。

2. 吸气，抬臀部，向脚跟靠近。呼气，继续抬臀部尽量与地面平行，手臂微外旋，锁骨展开，打开胸腔，脚掌压地支撑，保持3个呼吸。

锻炼腰部两侧肌肉：坐姿侧伸展

腹壁肌肉是子宫的重要支撑力量，同时，其收缩力是第二产程时娩出胎儿的重要辅助力量，怀孕期间孕妈妈注意适度锻炼腹肌，分娩时就会感觉轻松很多。

1. 锻炼腹部肌肉的收缩力，使分娩更顺利。
2. 锻炼腹部肌肉，使子宫的支撑力更稳，防止因腹壁松弛造成的胎位不正和难产。
3. 使孕妈妈腹部肌肉更有力，便于产后腹部的恢复。

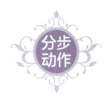

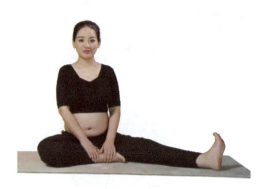

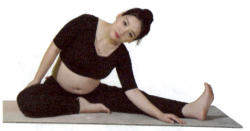

1 取坐姿，右腿弯曲，使右脚跟尽量靠近会阴处，左腿向外侧打开，双手扶住右脚踝。

2 身体左侧弯，左臂顺势向斜前方伸展，左脚脚背回勾，左大腿根部伸展，保持2~3秒。换另一侧做动作。

强健腹部与腰背部，缓解骶尾骨疼：仰卧侧抬腿式

腰腹部的骨盆区域是胎宝宝的活动空间，通过运动锻炼腰腹部肌肉、打开骨盆，可以给胎宝宝提供更大的空间，为胎宝宝创造更好的"生活"环境，帮助顺产。

1. 锻炼腹部肌肉的收缩力，增加子宫的支撑力，避免因腹壁松弛出现的胎位不正与难产。
2. 锻炼大腿肌肉的力量，促进自然分娩。
3. 锻炼胸部和手臂，扩展肺活量。

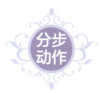

请扫描二维码观看演示视频

1 仰卧，双腿伸直，双臂放在身体两侧，头颈下垫一个薄毯，双脚用一块瑜伽砖垫高。

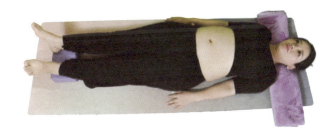

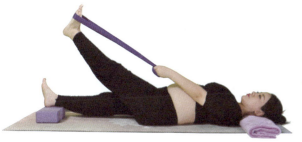

2 吸气，抬左腿，将瑜伽带套在左脚上，左手握住瑜伽带两端，然后左腿向上伸直（尽量抬到与地面垂直），呼气，保持姿势3~5秒。

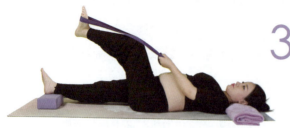

3 吸气,左手控制瑜伽带,慢慢屈膝,小腿与地面保持平行。

4 呼气,左腿慢慢落在身体左侧,打开,保持3~5秒。

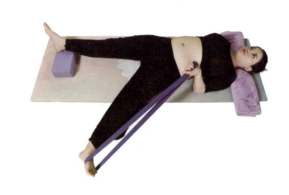

5 松开瑜伽带,还原到步骤1姿势。休息30秒,换右腿重复动作。

老师指导

做此套动作时,可以在侧抬腿的旁边放个瑜伽抱枕。

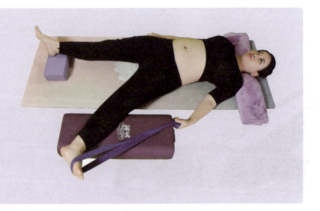

端正脊椎，伸展四肢：扶椅展身

随着怀孕月份的增大，肚子的负重给脊椎带来压力，做一些全身的舒展运动，能帮助孕妈妈缓解脊椎的紧张感，减轻孕期驼背现象。

1 伸展脊椎，改善脊椎压力；放松四肢。
2 放松子宫，增加胎宝宝活动空间。

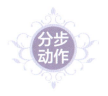

1 孕妈妈自然站立，与身体右手边相隔约一臂的距离放一把椅子，椅面朝向自己。

老师指导

如果手臂有力量，足以支撑身体，也可把椅子换成三块摞在一起的瑜伽砖，然后将整个前臂放在瑜伽砖上作为支撑做相同的动作。

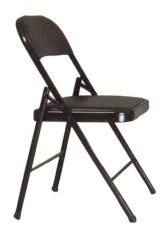
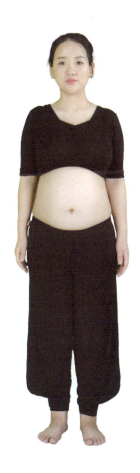

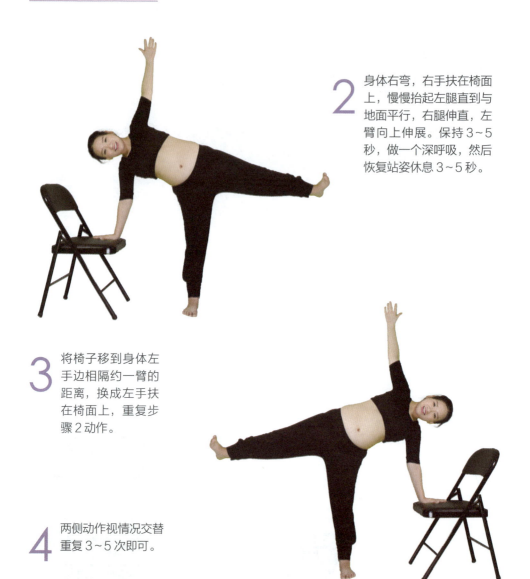

2 身体右弯,右手扶在椅面上,慢慢抬起左腿直到与地面平行,右腿伸直,左臂向上伸展。保持3~5秒,做一个深呼吸,然后恢复站姿休息3~5秒。

3 将椅子移到身体左手边相隔约一臂的距离,换成左手扶在椅面上,重复步骤2动作。

4 两侧动作视情况交替重复3~5次即可。

改善四肢肌肉不适的其他方法

孕妈妈感觉肌肉紧张或有酸痛感时,可以用手握拳或是用按摩棒,轻轻敲打一下胳膊或腿部,注意力道一定要轻缓。

当然对于孕妈妈来说,洗上一个热水澡,更是缓解四肢与身体疲劳的最简单方法。

促进腿部血液循环，防止腿抽筋：坐姿抬腿

怀孕后，孕妈妈总不免会出现各种各样的症状与问题，腿抽筋就是其中之一，特别是在夜间很容易发生，给孕妈妈造成了很大的困扰。

1. 促进腿部血液循环，防止腿抽筋。
2. 锻炼骨盆，帮助自然分娩。

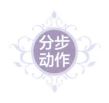

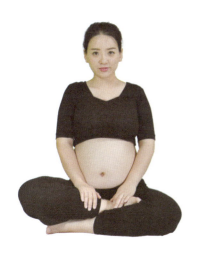

1 右脚上左脚下，盘腿坐在瑜伽垫上，双手放在右脚踝处。

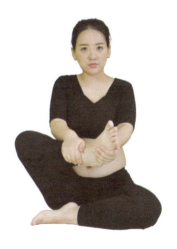

2 双手握住右脚，慢慢向上抬起，尽量抬至肩膀高度或不能再升高时，保持3~5秒，做一两次深呼吸。

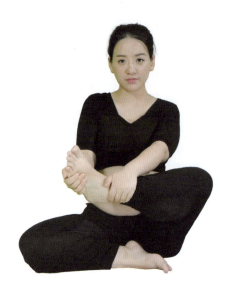

3 回复到盘腿坐姿，左脚上右脚下，休息2~3秒，抬起左脚重复动作。

4 双侧交替重复5~10次。

改善腿抽筋的其他运动方式

孕妈妈平时可多散步，并注意养成正确的走路姿势，让脚后跟先着地；同时要伸直小腿，脚趾弯曲不朝前伸。

孕妈妈也可以坐在椅子上，做一做高抬腿、屈腿等运动，也是促进腿部血液循环、锻炼腿部肌肉的好方法。

改善腿抽筋的其他方法

孕妈妈每晚睡前用温水泡泡脚，并对小腿肚进行2~5分钟的按摩，有助于缓解一天的疲劳，防止腿抽筋。

此外，孕妈妈在饮食上要注意多食用牛奶、豆制品、虾皮等富含钙的食物；同时，也要时不时外出晒晒太阳（不要暴晒），以促进维生素D的合成，帮助吸收钙质。

促进腿部血液循环、摆脱水肿：侧抬腿运动

随着身体重力的逐渐加大，孕妈妈腿部的压力也越来越大，因而更容易出现腿部水肿，孕妈妈平时适当地做一些腿部运动，有助于改善腿部水肿状况。

1. 促进腿部血液循环，改善腿部水肿。
2. 活动腰部，使腰部肌肉更有力量。

请扫描二维码观看演示视频

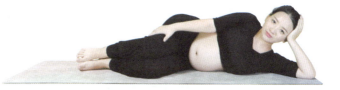

1. 孕妈妈左侧卧在垫子上，双膝微屈，左手支撑头部，右手自然放在右膝盖处。

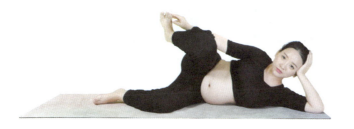

2. 抬起右腿，尽量抬起右膝与头部同高，右手食指和中指抓住小脚趾头。

3 慢慢伸直右腿，直到不能伸展为止，保持3~5秒，做深呼吸。恢复左侧卧姿势，休息2~3秒，重复上述动作5~8次。

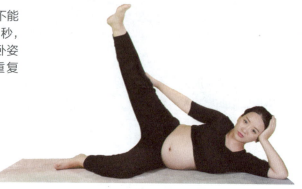

4 身体换成右侧卧，换成左腿做同样的动作5~8次。

老师指导

如果觉得双腿伸直开合有难度，可以侧卧时弯曲双腿，抬腿开合程度根据孕妈妈自己情况而定。也可借助瑜伽带辅助锻炼。

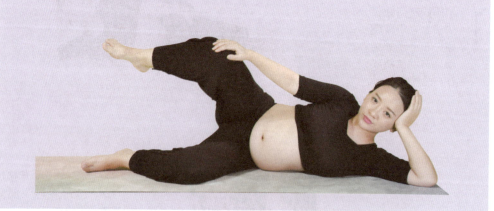

改善腿部水肿的其他运动方式

孕妈妈睡前或休息后,躺在床上,可以将双腿抬起,平贴到墙上(或椅背上),保持1~3分钟,做几次深呼吸。这是促进腿部血液循环,改善水肿的好方法。

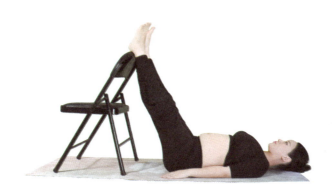

此外,孕妈妈也可在睡前躺在床上,或休息时坐在椅子上时,抬起双腿,上下摆动一下双腿做游泳状,这也是促进腿部血液循环,改善水肿的好办法。

马大夫告诉你

孕妈妈做腿部运动,促进血液循环时,注意要适可而止,不要贪多过度,以免因疲劳反而加重水肿状况。

改善腿部水肿的其他方法

水肿一般在下午和晚上较为严重,经过一夜休息,水肿状况就会得以缓解。孕妈妈最好每天中午休息一段时间,并注意抬高腿脚,以促进腿部血液回流。

孕妈妈水肿严重时,要少吃一些盐,多吃一些冬瓜、南瓜等利水的食物,也有利于改善腿脚水肿状况。

端正子宫，给胎宝宝一个最舒适的环境（一）：五点提臀运动

怀孕期间，由于日常活动及胎宝宝发育的缘故，孕妈妈的子宫会有一个不断适应的过程，孕妈妈可以通过小运动让子宫和胎宝宝之间更切合，来给胎宝宝一个最舒适的环境。

1. 使子宫找到最适宜的位置，使胎宝宝的健康发育得到保障。
2. 锻炼腰部、腹部和骨盆的力量，伸展胸部，增加肺活量。

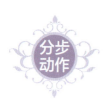

1. 身体仰卧屈膝，双腿分开，与胯部同宽，双手自然平放在身体两侧。从臀尾开始，慢慢用力抬起臀部，高度呈逐渐提升状态。

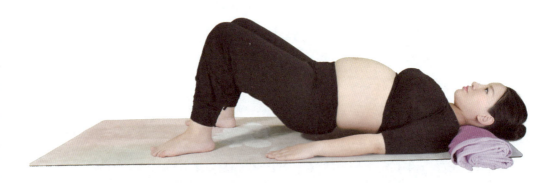

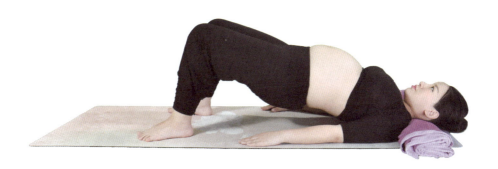

2 将臀部抬起到最高位置，直至身体只剩双脚、双肩、头颈、双臂着地支撑，保持2~3秒，自然呼吸。

3 重复此套动作5~8次。每天可视情况做2~3次。

端正子宫的其他运动方式

孕妈妈躺着休息时，可以在腰下和臀部多放几个靠垫，并保持膝盖弯曲状态，保持5~10分钟即可。

孕妈妈也可以取一个舒适的坐姿，双手分别支撑在身后（或是直接用瑜伽球做支撑），然后做身体后仰动作。

端正子宫的其他方法

孕妈妈晚上睡眠时，建议采取左侧卧的姿势，并要注意感觉累时就翻翻身，不要怕影响胎宝宝，其实这本身也是让胎宝宝在子宫中寻找更舒适姿势的方式。

孕妈妈平时要注意按时做产检，以便了解发现子宫及胎宝宝的情况，便于及时做出改善。

端正子宫，给胎宝宝一个最舒适的环境（二）：柔软腹壁运动

孕妈妈的腹部肌肉柔软，会给胎宝宝带来更舒适的感觉，让胎宝宝安然地待在妈妈肚子里，等待足月降临。

运动理由

1. 柔软腹壁，让子宫环境更舒适。
2. 缓解背部强直感，伸展两侧躯干。

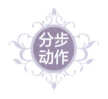

请扫描二维码观看演示视频

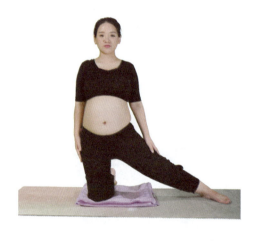

1. 跪立在瑜伽垫上，左腿向左侧伸直，脚尖向左，左脚、右膝保持在一条直线上。

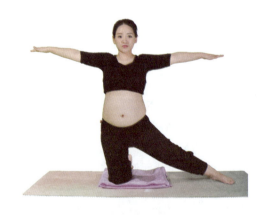

2. 吸气，双臂侧平举，与地面平行，掌心向下。

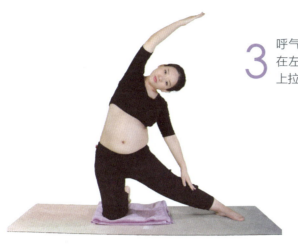

3 呼气，向左侧弯腰，左手放在左小腿上，右臂随身体向上拉伸，保持3~5秒。

4 换右腿向右侧伸出，重复动作。

老师指导

可以双手高举过头顶，掌心相对，做左右侧弯的动作。

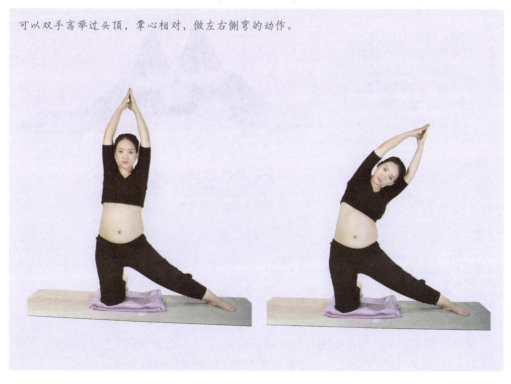

锻炼腿脚肌肉，打开骨盆（静态）：敬礼蹲式

骨盆是产道最重要的组成部分，分娩的快慢和顺利与否，和骨盆的大小与形态有密切的关系，狭小的骨盆可能引起难产，练习帮助打开骨盆的运动，可为顺产做准备。

1. 锻炼盆底肌肉，打开骨盆，促进顺产。
2. 有助于产后会阴撕裂伤愈合。

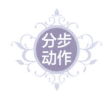

1　坐姿，双脚打开，脚尖微朝外。双手于胸前合十，肘关节抵在双膝内侧。吸气，背部挺直，肘关节发力推向膝，膝盖发力推向肘关节。

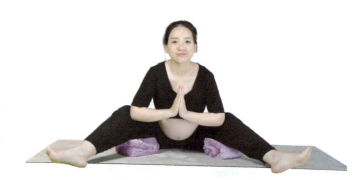

2　保持20秒，在这个基础上如果可以，加上凯格尔运动（见P39）。

打开骨盆的其他运动方式

日常休息时，不要坐高凳或沙发，选择一个较矮的小板凳，每次视情况坐上10~15分钟，期间也可做做分开、合并双腿的动作。

此外，偶尔不坐，而是双腿分开到舒服的角度，尽量深的下蹲并保持1~2分钟，也会有助于锻炼大腿及胯部肌肉，促进胎儿入盆，从而帮助缩短产程。

锻炼腿脚肌肉，打开骨盆（动态一）：下蹲运动

孕妈妈骨盆的打开速度与程度，对分娩时间有着重大影响，孕妈妈平时做一些有助于打开骨盆的运动，有助于自然分娩，缩短产程。

运动理由

1. 可增加腰、髋、膝、踝关节的活动范围，滑利关节。
2. 增加背、腰、腿部肌肉的力量。

分步动作

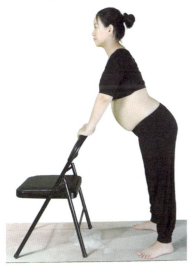

1. 站在椅子后面，双脚与肩同宽，脚尖向外，双手扶住椅背。

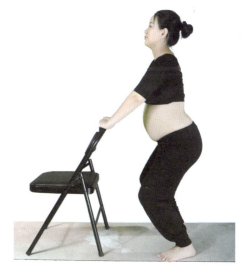

2. 收腹、挺胸，肩部放松，然后降低尾骨，就好像坐在椅子上，找到一个平衡点，尽量将重心移向脚后跟。深呼吸，然后缓慢站起。重复蹲起数次。

锻炼腿脚肌肉，打开骨盆（动态二）：靠墙滑行

1 扩大骨盆及附近肌肉的张力。
2 帮助打开骨盆口，以给胎儿更大的空间进入产道。

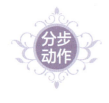

1 背靠墙站立，双脚分开稍比肩同宽。

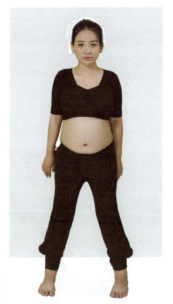

2 手臂贴着墙面举过头顶。

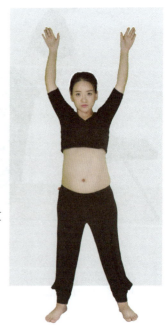

第三章 **孕中期**（孕4～7月）
动一动，缓解孕期不适

> **老师指导**
>
> 为了减轻膝盖的压力，可以在后背放个小瑜伽球，以减少滑行过程中的阻力。

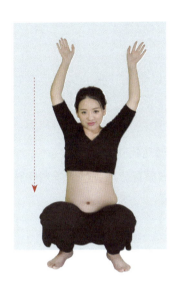

3 双脚不动，身体慢慢顺着墙面向下滑至坐姿，保持3～5秒。

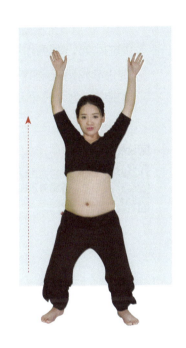

4 慢慢起身，顺着墙面向上滑至站立状。反复进行该套动作3～5次。

打开骨盆的其他方法

孕妈妈可在吸气时，收紧阴道及肛门周围的肌肉，然后再放松，每天做几次，也有助于骨盆的扩大。

锻炼骨盆区域,增加韧性:摇摆骨盆

孕妈妈从怀孕中期就应该开始有意识地锻炼骨盆,以增加其张力,使生产时更顺利。

1. 增加孕妈妈阴道肌肉的弹性,缩短分娩时间。
2. 促进孕妈妈直肠和阴道区域的血液循环,加强孕妈妈对膀胱的控制,预防痔疮和压力性尿失禁。

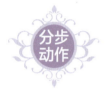

请扫描二维码观看演示视频

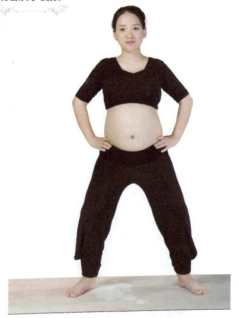

1. 孕妈妈呈站姿,双腿分开,双膝略曲,双手分别放于胯部两侧。

2. 双脚不动,胯部开始缓慢地、有节奏地前后摇摆各5~10次。

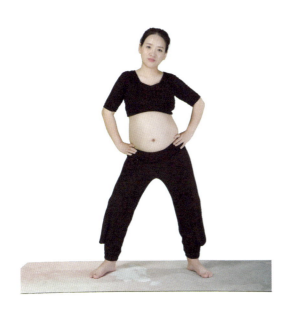

3 恢复双腿保持弯曲状态,然后胯部开始分别向左右做摇摆运动约5~10次。

马大夫告诉你

有流产史或早产史的孕妈妈、患有产前并发症的孕妈妈应该请医生评估是否只能从事较轻松的运动,如散步、柔软操等,或是应该卧床多休息,适度运动。

锻炼骨盆韧性的其他运动方式

孕妈妈日常要注意保持正确的坐姿,挺直腰背,偶尔可以做一下双腿分合的动作。

此外,孕妈妈双腿分开坐在瑜伽球上,慢慢上抬下压臀部,也是一种有助于骨盆韧性锻炼的方法。

增加骨盆韧性的其他方法

骨质不疏松,骨盆就不易损伤,因此孕妈妈日常可适当增加牛奶、鱼、虾、牡蛎、蛋黄、核桃等有助增强骨质的食物的摄入量。

全身运动，整体调整内脏器官和四肢：仰卧扭转

全身性的运动，不仅有助于活动四肢，同时对孕妈妈的内脏器官也是一个很好的调整。

1. 锻炼四肢的协调性及其肌肉的张力。
2. 活动腰腹部，使内脏器官得到一个整体的调整。

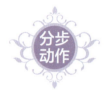

请扫描二维码观看演示视频

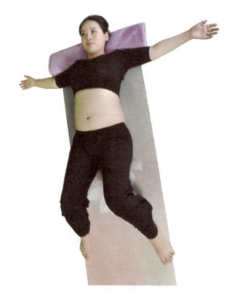

1 仰卧，双腿分开略比肩宽，双脚踩在瑜伽垫上，双臂打开水平伸展。

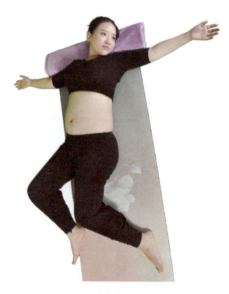

2 吸气，同时双膝向右扭转，头扭向左侧，呼气，同时还原。

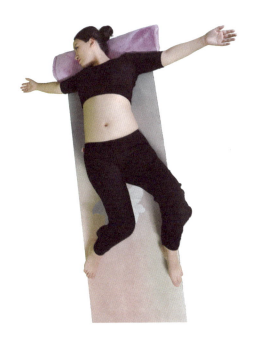

3 吸气，同时双膝向左扭转，头扭向右侧，呼气，同时还原。

老师指导

做这个动作时，双臂也可以自然垂放在身体两侧。

4 休息2~3秒，重复做。重复此套动作5~8次即可。

马大夫告诉你

孕妈妈在运动过程中若有疼痛、不舒服、晕眩或是呼吸不畅等状况时，应立刻停止运动。

调整内脏器官的其他运动方式

　　孕妈妈站姿，双膝略下弯，双臂伸开，上下摇动，或做做腰腹部左右前后的慢慢摇摆，也有助于内脏器官的调整。

　　孕妈妈每周游泳一两次，也可以调整全身及内脏器官。

调整内脏器官的其他方法

　　孕妈妈要注意保持良好的心情，因为内脏各器官受心情的影响很大，好的心情才使各内脏器官免受身体毒素的影响。

　　此外，孕妈妈日常要注意饮食均衡，生活规律，好的生活习惯对内脏的保养最有利。

伸展臀部和大腿外侧肌肉：跷腿上抬

孕妈妈的身体为了给分娩做准备，关节、韧带会变得松弛，腰部稳定性减弱，导致孕中晚期容易出现大腿、下肢关节疼痛，可以通过锻炼来缓解症状。

1 锻炼大腿外侧肌肉，增强腿部承受力。
2 锻炼膝关节，缓解关节疼痛。

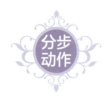

1 孕妈妈坐在瑜伽垫上，双腿伸直，双手放在身后，身体略后仰。

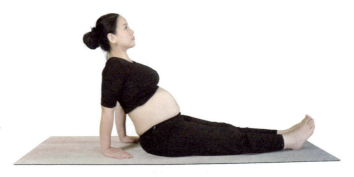

2 抬起左腿，将左脚脚踝放在右腿的膝盖上。

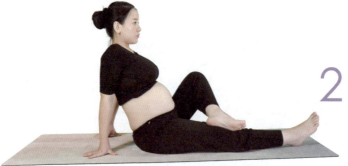

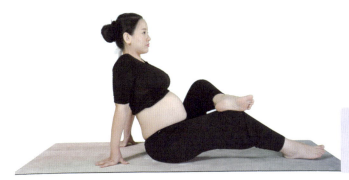

> **老师指导**
>
> 孕妈妈也可以在椅子上做这个动作,小腿与地面垂直,大腿与地面平行,然后用力上抬两腿。

3 抬起右腿,同时双手也略向身体靠近,直至感觉大腿和臀部有拉伸感为度,保持3~5秒,做深呼吸。

4 回到步骤1姿势,双腿互换,重复上述动作5~10次。

> **Tips**
>
> 孕妈妈跷腿时,部位以自己感觉舒适为度,不一定非得强求在正膝盖和脚踝位置。

伸展臀部肌肉的其他运动方式

孕妈妈站姿状态下,分别从大腿根部用力后抬腿,然后恢复,这也是伸展臀部的一个较简单的办法。

此外,孕妈妈站姿或坐姿状态下,分别绷紧一条腿,用力拉伸臀部,也可以起到伸展臀部的作用。

> **伸展臀部肌肉的其他方法**
>
> 孕妈妈可以在平时用拳头轻轻地敲打一下感觉不适的臀部部位。
>
> 此外,也可请准爸爸帮忙做一下臀部的按摩,尤其是尾椎部位,但要注意孕妈妈应在坐姿或站姿状态下,不宜俯卧。

促进胃肠蠕动,改善腹胀:椅上腹部运动

有的孕妈妈在经历了孕吐期后,有的会出现腹胀现象,肚子有很多气出不来,憋得很难受。这是因为孕激素的增加,使得孕妈妈的胃肠蠕动减弱,胃酸分泌减少,从而使孕妈妈的肠胃消化能力减弱。下面的运动对孕妈妈的腹胀现象有一定的改善作用。

运动理由
1. 促进胃肠蠕动,改善孕妈妈腹胀等肠胃不适。
2. 锻炼腹肌,增加子宫支撑力。

分步动作

请扫描二维码观看演示视频

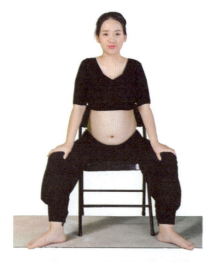

1 孕妈妈坐在椅子上,双腿分开到最大程度,双脚踩在地面上,双手五指分开,大拇指朝内,放在大腿近膝盖处。

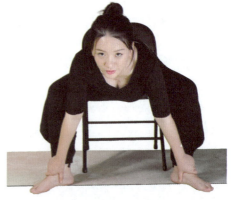

2 孕妈妈身体向下压,双手按压双腿一路向下,直至脚踝处,保持2~3秒,并做深呼吸,然后双手慢慢向上按压双腿,身体随着向上,直至恢复坐姿。

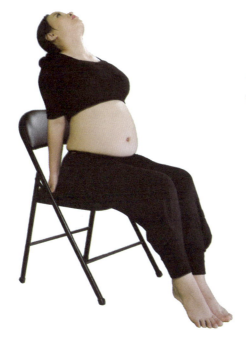

3 双腿并拢,踮起脚尖,双手扶在椅面的后半部分,上半身及头部向后仰,胸部向上挺,保持2~3秒后恢复坐姿。

> **马大夫告诉你**
>
> 孕妈妈出现腹胀时,先不要着急,排除病理性因素后,从饮食和运动两方面着手就一定会慢慢得以改善的。

4 上述动作,重复5~10次。

改善腹胀的其他方法

吃易排气食物

白萝卜被公认是排气的食物,能够增强肠蠕动,促进排气,减少腹胀感,保持大小便通畅。糖、黄豆、淀粉类食物,都是易发酵而产气的食物,容易导致腹胀,不利于排气,最好不吃或少吃。

吃鸡蛋要适量

鸡蛋是优质蛋白质、卵磷脂的最佳来源,但是要适量食用,每天一个,一周5~6个即可。大量吃鸡蛋极其错误,会给肠胃带来负担,可能引起消化不良,导致腹胀。

促进肠道蠕动，防便秘（一）：波浪运动

由于怀孕后体内激素分泌的改变，使得孕妈妈胃肠道的蠕动速度变慢，代谢废物停留在肠内的时间变长，从而易出现便秘现象。此外，如果孕妈妈摄取的膳食纤维不足，或是缺乏运动，也会影响肠胃道代谢，造成便秘。

1 促进胃肠道蠕动，促进排便，改善便秘。
2 锻炼腰腹部和大腿根部肌肉，促进生产。

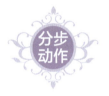

请扫描二维码观看演示视频

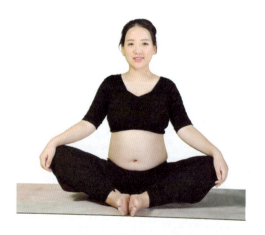
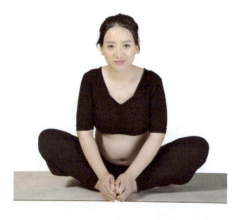

1 孕妈妈坐在瑜伽垫上，双脚脚心相对，脚跟朝会阴靠近，双手分别放在膝盖上。

2 身体下压，同时双手慢慢从膝盖处顺按到脚尖部位，保持2~3秒，做一次深呼吸。

3 双手慢慢从脚尖回按到膝盖部位，同时上半身慢慢向后仰，至双手不离膝盖的最大角度。

正面图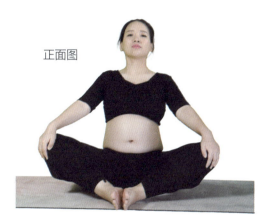

侧面图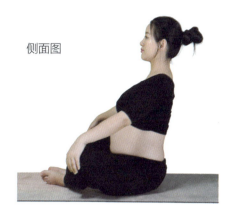

老师指导

孕妈妈做这一动作时，也可借助瑜伽球来完成，尤其是后仰动作时，直接靠在瑜伽球上即可。

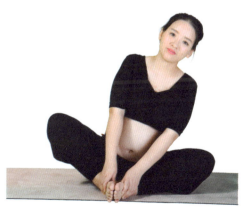

4 慢慢回复到坐姿，休息2~3秒后，然后使身体重心分别左右移动。

5 再次回复坐姿，休息2~3秒。重复整套动作5~8次。

促进肠道蠕动，防便秘（二）：半莲花伸展

运动能促进肠胃蠕动，增强便意。

运动理由

1. 改善孕期消化不良和便秘。
2. 缓解孕期膝关节压力。
3. 伸展腿部肌肉，舒展背部，让脊椎更有弹性和力量。

分步动作

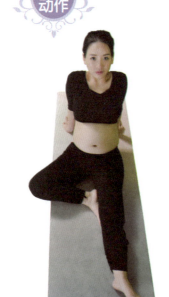

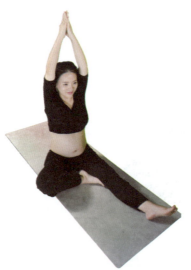

老师指导

伸直的腿脚跟向前蹬，保持腿部肌肉紧张。

1 坐姿，双腿伸直，双手自然撑在身后，然后屈右膝，将右脚放在左腿大腿根处。

2 吸气，高举双臂，在头顶上方双手合十。

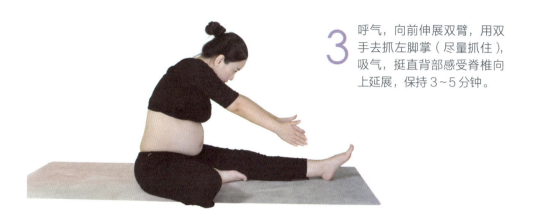

3 呼气，向前伸展双臂，用双手去抓左脚掌（尽量抓住），吸气，挺直背部感受脊椎向上延展，保持3~5分钟。

4 还原到步骤1坐姿，屈左膝做反向动作。

老师指导

如果无法抓住脚掌，可以借用瑜伽带拉伸。

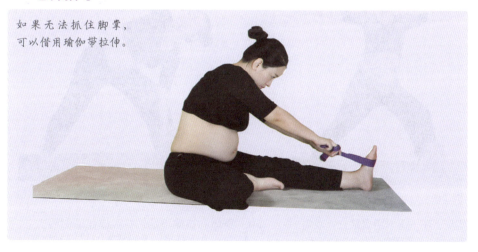

强化腰背力量，改善消化不良及便秘：简易三角侧伸展

孕妈妈良好的消化能力，可以帮助胎宝宝对母体营养吸收，利于胎宝宝健康成长。

运动理由

1. 强壮脊椎、腰背肌肉，放松髋关节。
2. 促进消化和排泄功能，缓解便秘。

分步动作

请扫描二维码观看演示视频

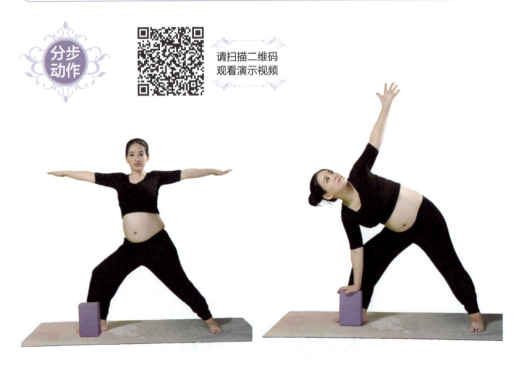

1. 双脚分开一腿半距离站立，双臂侧平举，右脚踝内侧放块瑜伽砖。吸气，右脚外转90度，左脚稍内扣，左大腿收紧，呼气，屈右膝，尽量让右大腿与地面平行。

2. 身体向右侧下压，右手放在瑜伽砖上，左手向上伸展，保持胸腔打开，不打开右大腿与躯干之间的距离，不给腹部制造压力，保持三个自由顺畅呼吸。吸气还原，换另外一侧重复动作。

伸展臀部肌肉，预防及缓解坐骨神经痛：站立跷腿上抬

由于胎宝宝重量的日渐增加，会压迫坐骨神经，给孕妈妈的坐骨神经带来了压力，从而引发坐骨神经痛。

运动理由 强健脊椎，增加腰部力量，预防和缓解坐骨神经痛。

分步动作

请扫描二维码观看演示视频

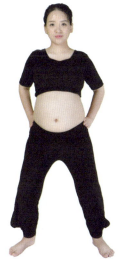

1 站姿，双手叉腰，双腿分开，微屈膝（平衡不好的可以一手扶墙）。

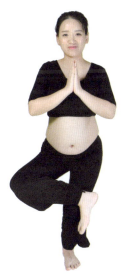

2 吸气，同时抬右腿，脚踝放在左大腿上方，双手于胸前合十，呼气，同时臀部微往下坐，身体重心稍微向前，保持平衡，三个呼吸。还原，换另一侧。

放松腰部肌肉,有助于顺产:仰卧束角式

孕妈妈身体舒适,能为胎宝宝带来更好地健康生长环境,因此做一做缓解背部肌肉的运动,不仅有助于孕妈妈顺利生产,而且能促进宝宝的生长发育。

运动理由

1. 有助于减少分娩时的疼痛。
2. 缓解下背部疼痛,帮助打开骨盆,有助顺产。
3. 帮助缓解坐骨神经痛。

分步动作

准备两个毯子,躺下时垫在两臂下方。

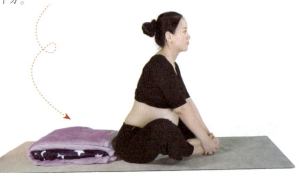

1 坐姿,脚心相对,双手握住脚尖。将一个抱枕纵向摆放,放置于背部下方,头部下垫一块瑜伽砖。(可先躺下找准道具位置)

两臂下方垫上毯子,分担脊椎、腰部压力,让整体感觉更舒适。

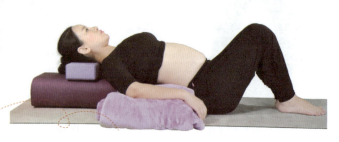

第三章 孕中期（孕4～7月）
动一动，缓解孕期不适　135

2　瑜伽带围绕下背部，跨过腹股沟，套在双脚上，将脚跟拉近骨盆。

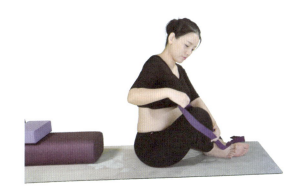

3　手肘支撑身体向背后的抱枕躺下，头部用瑜伽砖支撑，保持脊椎平稳放置，双手放在身体两侧。此姿势可以保持停留30秒甚至更长时间。

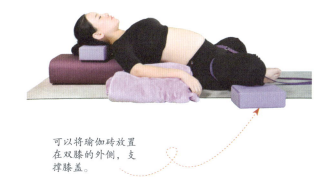

可以将瑜伽砖放置在双膝的外侧，支撑膝盖。

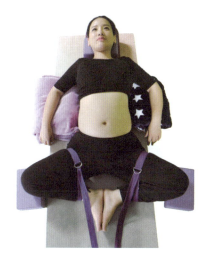

4　手肘支撑身体慢慢还原坐姿。

锻炼核心肌群促进分娩：起跑式

位于腹部前后，环绕着身躯，负责保护脊椎稳定的重要肌肉群，是核心肌群，如腹横肌、骨盆底肌群以及下背肌这一区域。锻炼核心肌群能为胎宝宝带来更好地支撑，提供安全的子宫环境。

运动理由

1. 提高身体稳定性，缓解腹部压力给行动带来的不便。
2. 增强腰腹力量，促进分娩。

分步动作

1. 双膝分开与髋同宽，双手支撑跪在瑜伽垫上。

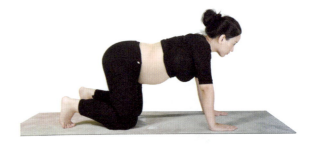

2. 双脚蹬地起身，收紧膝盖和腿部肌肉，双臂前伸撑在瑜伽垫上，背部向腿的方向推进，拉伸大腿，头、颈、背在一条直线，保持3~5秒。

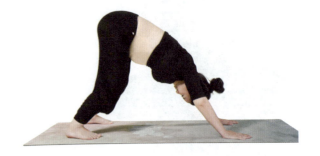

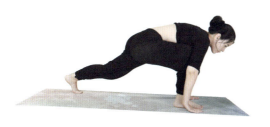

老师指导

向前迈右腿时,步幅根据自身情况而定,如果不能一步到位,可以分解动作完成。

3 吸气,右腿向前迈一步,髋骨下沉,左腿伸直,左脚跟离地。双臂垂直撑在瑜伽垫上,保持3~5秒。

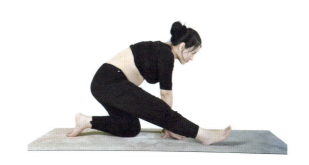

4 呼气,收回左腿,抬起臀部和骨盆,向后移动重心,右腿伸直,右脚跟着地,双臂伸直自然撑在瑜伽垫上。

老师指导

有体力的孕妈妈做步骤3时,还可以将右手臂向前平伸,五指张开,目视前方,保持3～5秒。

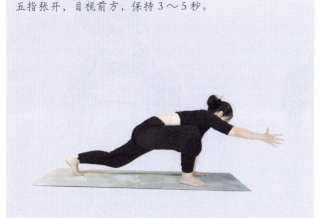

5 换另一条腿,重复上述动作3~5次。

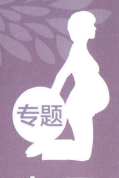

专题 孕妈妈的办公室「微」运动

梳梳头

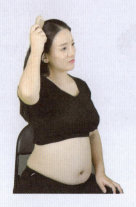

1　首先慢慢把头发全部梳理开，梳通，然后以百会穴（双耳尖在头顶的连线处）为中心，用梳子呈放射状摩梳头皮，以充分刺激头部的血液循环。

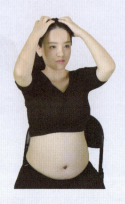

2　梳头时也可不用工具，直接用双手或单手轻轻抓梳头皮。

压压肩

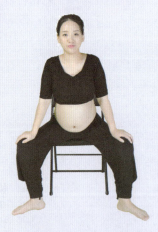

1　孕妈妈坐椅子上，双腿张开比骨盆略宽，双手放在膝盖上。

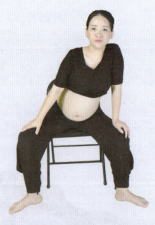

2　右肩用力向前向下压，双手保持不动，使手臂也随肩伸压，保持2~3秒后回复原状；然后换左肩做重复同样的动作，两肩各做5~10次。

旋肩式

请扫描二维码观看演示视频

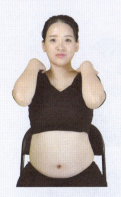 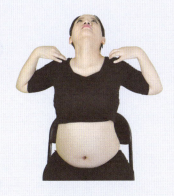 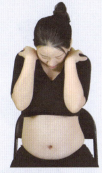

1. 坐在椅子上,双手的指尖轻轻搭放在肩部上方。

2. 吸气,挺胸,感觉背部用力,用双臂肘尖带动整个臂部向上运动,手背贴近双耳。

3. 呼气,臂部继续向前运动,大臂贴紧身体,再向下、向后,如此循环的绕双肩3圈。调整自然的呼吸,反方向练习3圈。

活动肩臂

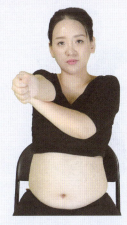 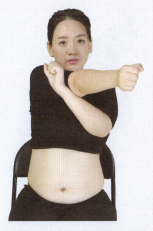

1. 右臂伸直,平放在胸前,左前臂放于右臂肘关节处,使两臂呈交叉状。

2. 保持这个姿势,然后两臂同时向左用力,保持2~3秒。换方向重复动作。

扩展胸部,增加肺活量:缓解胸闷瑜伽

请扫描二维码观看演示视频

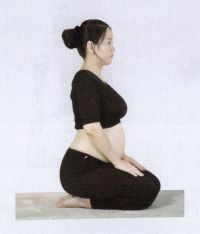

1. 采用基本跪坐姿势,双手自然放在大腿上,保持脊背挺直。

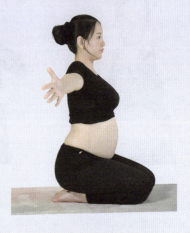

2. 吸气,同时双臂缓缓侧平举至与肩同高,掌心向前。

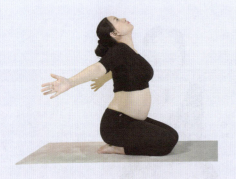

3. 呼气,同时头颈尽量向上后仰,手臂保持平行地面的高度,张开扩胸。

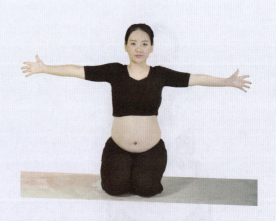

4. 吸气,还原到步骤2。

第三章 孕中期(孕4~7月)
动一动,缓解孕期不适 141

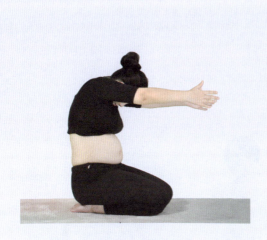

5 呼气,同时头颈向前弯曲,双臂保持平行地面向前收拢,尽量向前伸直,背部自然成弧形。

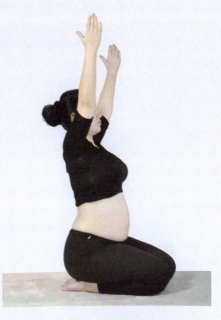

6 吸气,打开双臂,向上伸展。

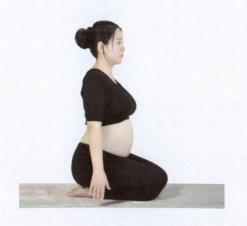

7 呼气,同时双臂自然垂落在身体两侧。

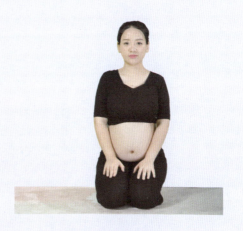

8 还原跪坐姿势,平稳呼吸。

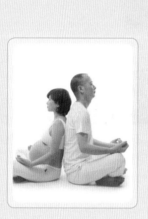
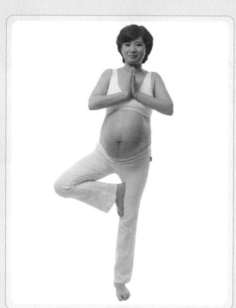
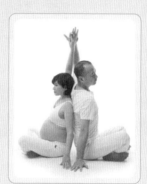

第四章
孕晚期（孕8～10月）动一动，培养体力、顺利生

宝宝就快要降临了，此阶段的孕妈妈既兴奋又紧张。孕晚期的运动有助于孕妈妈控制和调节不稳定情绪，缓解压力，舒展身心。经过孕期的锻炼，可以使脊椎更加柔韧，强化骨盆及腹部的肌肉，有利于缩短分娩时间。

孕晚期配合饮食，运动更有效

孕晚期需增加蛋白质摄入，以植物性食物为主要来源

孕晚期是胎宝宝发育最快的时期，孕妈妈每日蛋白质的摄入量要增加到85~90克。蛋白质摄入严重不足，也是导致妊娠高血压发生的危险因素，所以孕妈妈每天都应摄入充足的蛋白质。

一般来说，动物性蛋白质的必需氨基酸种类齐全，比例合理，易于消化、吸收和利用，但是对于孕晚期需要控制体重、避免营养过剩的孕妈妈来说，蛋白质的摄取应以植物性食物为主。但是并不等于完全不能摄入动物性蛋白质，可以适当选择高蛋白质、低脂肪的鱼、禽肉、瘦肉等。植物性食物如谷类、豆类、坚果类等都是蛋白质的良好来源。

孕妈妈需注意的是，米、面粉所含蛋白质缺少赖氨酸，豆类蛋白质则缺少蛋氨酸，它们单独食用无法提供全部的必需氨基酸，混合食用可实现互补。例如在米、面中适当加入豆类，可明显提高蛋白质的营养价值及利用率。

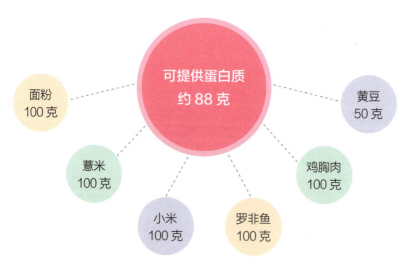

以上为一日膳食蛋白质的主要来源，不足的部分可通过蔬菜、水果、薯类等获得。

脂肪摄入不过量，以不饱和脂肪酸为主

脂肪对孕妈妈和胎宝宝都十分重要，但如果摄入太多，摄入量大于消耗量，会导致孕妈妈体重增加过多，妊娠高血压、妊娠糖尿病的发病率增加，导致胎儿体重超重，造成分娩困难等。故在脂肪的选择上，要注意多摄取含有不饱和脂肪酸的食物，如鱼类、坚果等。

继续补钙和铁

孕晚期，孕妈妈需要继续补充钙和铁。钙能促进胎儿的骨骼和牙齿发育，还可以帮助孕妈妈预防缺钙及妊娠高血压综合征，铁可以预防孕妈妈贫血。

奶及奶制品、虾皮、豆类及豆制品、芝麻等食物中含有丰富的钙质。动物肝脏、动物血、瘦肉、蛋黄、海带、紫菜、木耳等食物中铁含量较高。

控制盐分摄入，预防水肿

盐中所含的钠会使水分潴留体内，成为水肿、高血压、蛋白尿等妊娠高血压疾病的诱因之一。为了预防这些疾病，孕妈妈饮食要清淡，适量多吃菌菇，绿叶菜等，而且这时候要减少盐的摄入量，并且要避免在外就餐。

> **马大夫告诉你**
>
> **孕妈妈控制食盐摄入的妙招**
>
> 1. 使用香味浓郁的调料代替盐，比如葱、姜、蒜、醋等，提高菜品口感。
> 2. 利用番茄和柠檬这些气味浓郁的蔬菜和水果来调味。
> 3. 煮汤时多放菜，也可以使汤中的盐分减少。
> 4. 尽量少吃快餐和饼干，这些食物中含有较高的钠。

补充铜元素能预防早产

铜元素是无法在人体内储存的，所以必须每天摄取。如果摄入不足，就会影响胎宝宝的正常发育。孕晚期如果缺铜，则会使胎膜的弹性降低，容易造成胎膜早破而早产。

补充铜元素的最好办法是食补，含铜丰富的食物有口蘑、海米、榛子、松子、花生、芝麻酱、核桃、猪肝、黄豆及豆制品等，孕妈妈可选择食用。

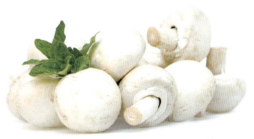

口蘑

补充维生素 C 降低分娩危险

在怀孕期间,由于胎宝宝发育吸收了不少营养,孕妈妈体内的维生素 C 及血浆中的很多营养物质都会下降,所以应当多吃一些富含维生素 C 的水果和蔬菜,如猕猴桃、橙子和西蓝花等。

维生素 C 有助于胎膜功能的稳定,因此孕妈妈在妊娠期间补充足量的维生素 C,可以降低分娩风险。

适当吃些富含维生素 B_1 的食物

孕 9 月,孕妈妈可适当多吃些富含维生素 B_1 的食物。如果维生素 B_1 摄入不足,易引起孕妈妈呕吐、倦怠、体乏,还可影响分娩时子宫的收缩,使产程延长,分娩困难。

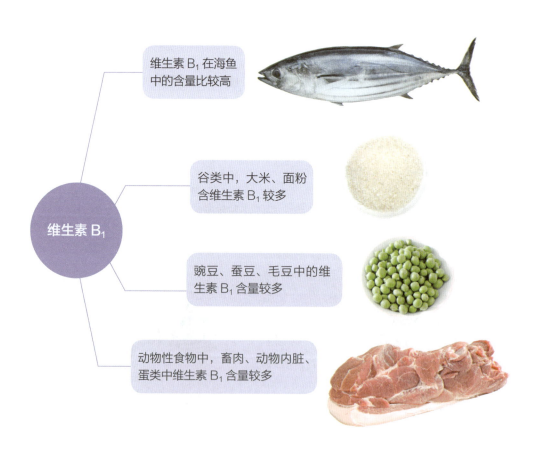

多吃富含锌的食物有助于分娩

锌能增强子宫有关酶的活性，促进子宫收缩，使胎宝宝顺利娩出。在孕晚期，孕妈妈需要多吃一些富含锌元素的食物，如猪肾、牛瘦肉、海鱼、紫菜、牡蛎、蛤蜊、核桃、花生、栗子等。特别是牡蛎，含锌量最高，可以适当多食。

要少食多餐，减轻胃部不适

孕晚期胎宝宝增长迅速，使得孕妈妈的胃受到压迫，饭量也会随之减少。有时孕妈妈虽然吃饱了，但并未满足营养的摄入需求，所以应该少食多餐，以减轻胃部不适。宜食富含优质蛋白质、矿物质和维生素的食物，适当控制进食的数量，特别是高糖、高脂肪食物，如果此时不加限制，过多地食用这些食物，会使胎宝宝生长过大，给分娩带来一定困难。

饮食宜选择体积小、营养价值高的食物，孕妈妈要多摄入一些蛋、鱼、肉、奶、蔬菜和水果等，主要是增加蛋白质和钙、铁的摄入量，以满足胎宝宝生长的需要。要注意热量不宜增加过多，做到定期称体重，观察尿量是否正常。

马大夫告诉你

顺产分娩当天吃什么能提高产力

生产是非常消耗体力的，但是产妇胃肠分泌消化液的能力降低，蠕动功能减弱，所以选择清淡、容易消化、高糖分或高淀粉的饮食为好，比如软烂面条、牛奶、蛋糕、面包等，不要吃不易消化的高脂肪、高蛋白质食物。

分娩时，孕妈妈还可以吃些巧克力，每 100 克巧克力含碳水化合物 55~66 克，能够迅速被人体吸收利用，增加体能。

剖宫产前 12 小时禁食

一般情况下，剖宫产手术前 12 小时内孕妈妈不要再进食了。如果进食的话，一方面容易引起产妇肠道充盈及胀气，影响整个手术的进程，还有可能会误伤肠道；另一方面，产妇剖宫产后，失血比自然分娩要多，身体会很虚弱，发生感染的机会就更大，有些产妇还会因此出现肠道胀气等不适感，延长排气时间，对产后身体恢复不利。

活动肩颈肌肉，改善肩颈不适：抱头扭动

改善孕妈妈的肩颈不适有很多方法，这个抱头扭动的小动作就是其中较为有效的一种。

1. 放松肩部肌肉，改善肩部僵硬酸痛等不适。
2. 活动颈部，改善颈部不适。

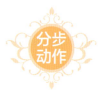

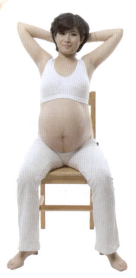

1. 孕妈妈坐在椅子上，双手手指交叉放于脑后，双臂尽量张开，背靠在椅背上，双脚分开。

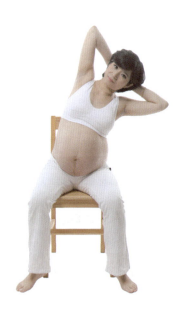

2. 双手抱头向左侧弯曲，向下压左肘部3次，然后回复原状，休息2~3秒。

第四章 孕晚期(孕8~10月)动一动，培养体力、顺利生

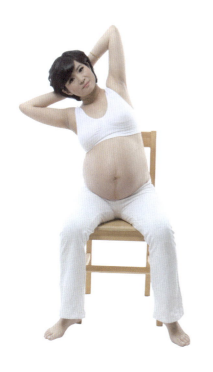

3 双手抱头向右侧弯曲，向下压右肘部3次，然后回复原状，休息2~3秒。

4 两侧交替重复上述动作5~10次即可。

老师指导

孕妈妈也可以做抱头前压、后仰的动作，使颈部锻炼更全面。

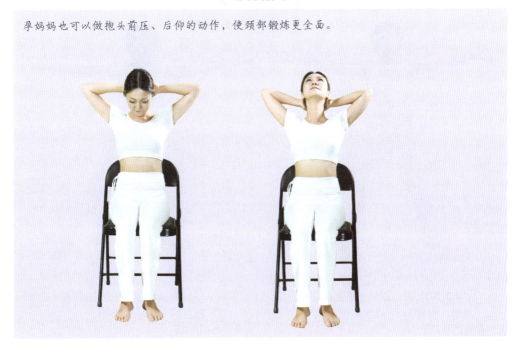

减轻手臂和肩部关节压力，提升胸部：平衡移动

手臂和肩膀总是处于下垂或弯曲状态，伸展手臂，可使其关节得以放松，减轻孕妈妈手臂、肩膀等关节部位的压力。

1. 放松手臂及肩部的关节部位，减轻其压力。
2. 提升胸部，防治胸部下垂。

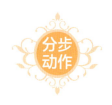

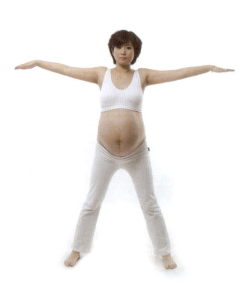

1 孕妈妈取站姿，双腿分开约60度角，双臂分开呈180度，与地面平行。

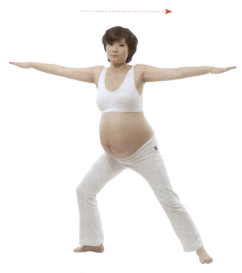

2 孕妈妈双脚不动右腿略弯曲，上半身左右平衡移动2~3次。

第四章 孕晚期(孕8~10月)动一动，培养体力、顺利生 151

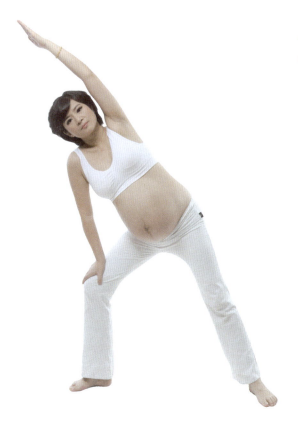

3 右手放在右腿膝盖上，左臂向右弯曲，可连续弯曲2~3次。

老师指导

做这个动作时，孕妈妈也可以取坐姿，双臂张开分别向两侧移动。

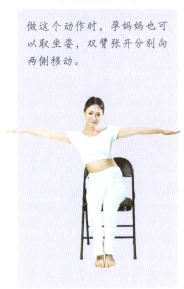

4 恢复最初的姿势，然后换个方向做同样的动作，两侧重复各做5~10次即可。

 孕妈妈体验谈

这套动作不会耗费太大的体力，可以休息一会儿再做一会儿，间歇练习既能保证充足的休息，也可有效改善不适症状。

放松肩臂关节的其他运动方式

孕妈妈平时可做一下向上举臂的运动，不论是站立，还是坐着时，或是躺着时，都可以进行。

孕妈妈也可以与准爸爸一起做做肩臂伸展运动，效果也不错。

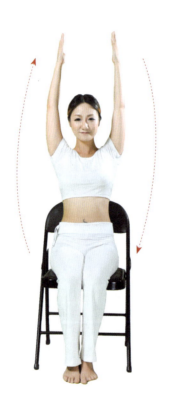

改善手臂和肩部关节不适的其他方法

到了孕晚期，如果孕妈妈仍然在工作，要尽量避免长时间操作电脑，最好每小时休息5~10分钟，活动一下颈肩部和手腕。平时尽量少低头玩手机。

缓解腰背痛：腰部伸展运动

孕妈妈因肚子逐渐变大，腰背部因后倾而承受了更多的压力，易出现疲劳、酸痛等不适感，这个小运动可帮孕妈妈减轻和改善这些不适感。

1. 锻炼背部、腰部和肩部肌肉，消除酸痛和疲劳。
2. 使脊椎骨得到适当的伸展，增加其灵活性。

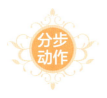

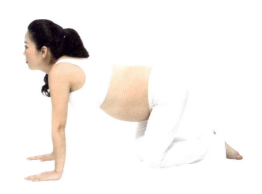

1. 孕妈妈双膝着地，双手掌心朝下撑于地上，使身体呈卧弓式。

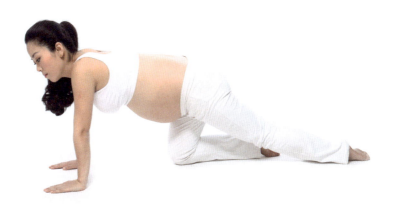

2. 双手、右腿不动，伸直左腿，使左脚背着地。

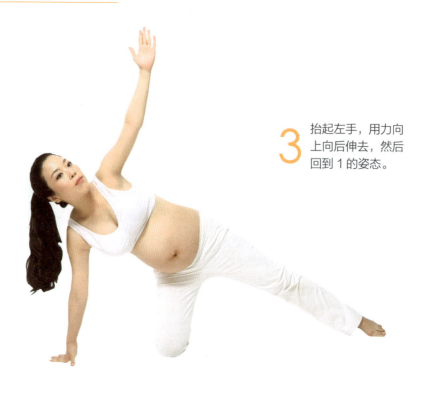

3 抬起左手，用力向上向后伸去，然后回到1的姿态。

4 换个方向，使右腿、右手重复上述动作。左右交替各做5~10次。

老师指导

孕妈妈如果觉得单手手臂支撑上身的压力过大，也可以前臂弯曲，用肘部着地来作为支撑。

由于孕期黄体酮会刺激松弛肽的分泌，会使韧带肌肉松弛，如果孕妈妈感觉到手腕或脚踝酸胀，用不上力，就不要做这个动作了。

缓解腰背痛的其他运动方式

孕妈妈可以适当地游游泳，游泳有助于增强腰背部肌肉的力量，还可锻炼四肢的肌肉，帮助顺产等。但要注意，游泳时动作一定要轻柔，不宜幅度过大。

改善腰背部疲劳,增强腰部力量:扭腰运动

日渐增加的胎宝宝和自身体重,使孕妈妈腰背部的压力越来越大,孕妈妈需要一个强有力的腰背支撑,腰背部的锻炼也就必不可少了。

1. 锻炼腰腹、大腿等部位肌肉的张力,增强腰部支撑力。
2. 缓解内脏器官压力,适应位置变化,彼此间协调性更强。

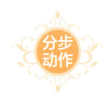

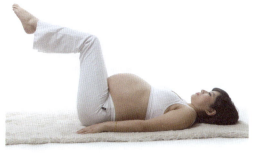

1. 孕妈妈平躺在床上或瑜伽垫上,双臂自然放在身体两侧,小腿抬起,使小腿、大腿和上半身形成一个阶梯形。

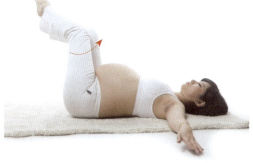

2. 双臂张开呈180度不动,以腰部为基点,使小腿慢慢向右侧压去,注意不要使腿部着地,保持2~3秒,然后慢慢回复到原位。

3 小腿慢慢向左侧压去，保持2~3秒，然后慢慢回复到原位。两侧动作交替重复5~10次即可。

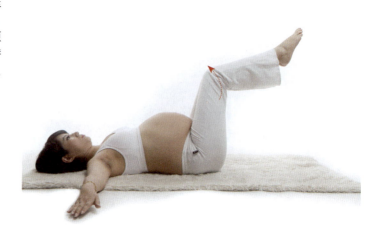

老师指导

孕妈妈做这个动作时，也可以双脚脚心着地，膝盖屈起，然后分别向左、右两侧压去。

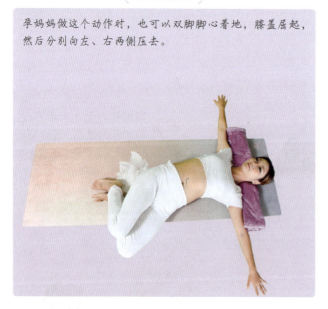

改善腰部疲劳的其他运动方式

孕妈妈也可以在躺着休息时,屈起一条腿,然后向下压,两侧交替做几次,也可以锻炼腰部肌肉,改善腰部不适。

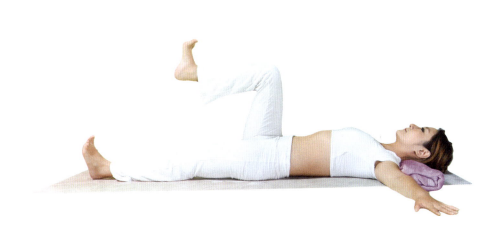

此外,孕妈妈站立或散步时,也可以轻缓地扭扭腰,但要注意,扭腰的幅度与动作都不宜过大。

改善腰部疲劳的其他方法

准爸爸可以给孕妈妈做做按摩。孕妈妈侧卧,准爸爸沿着孕妈妈脊背一侧肩胛骨内侧的直线,用两手的食指、中指和无名指推按肌肉,直至肌肉放松。然后换另一侧同样按摩。

此外,孕妈妈也可以做一下腰部的热敷,用热毛巾或热水袋均可,每天半小时,有助于减轻疲劳感。

强化腿力，为孕晚期体重增加提供有力支撑：树式动作

随着孕妈妈的肚子越来越突出和笨重，身体负担也在增加，孕妈妈需要有更好的平衡感，下面这个小动作可帮助孕妈妈增强平衡感。

1. 增强孕妈妈的平衡感。
2. 拉伸四肢肌肉，增强四肢血液循环，增强脚腕的力量。

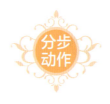

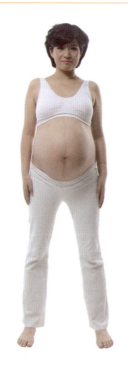

1. 呈站姿，双腿分开与肩同宽，双臂自然放于身体两侧。

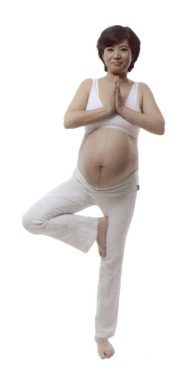

2. 将重心放于左脚上，然后提起右脚，放于左大腿根部（或是膝盖处），呈单腿站立状，同时双手合十放于胸前。

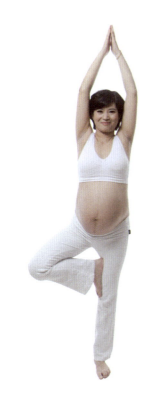

3 保持单腿站立状,注意身体平衡,挺胸,直背,双手慢慢向头顶举去,至双臂伸直。

4 两腿交换,换成左脚放于右腿上,做同样的动作。

老师指导

这个动作也可以改成一臂垂放在大腿上,一臂伸展,抬起的腿可以展开,然后像钟摆一样左右摆动。

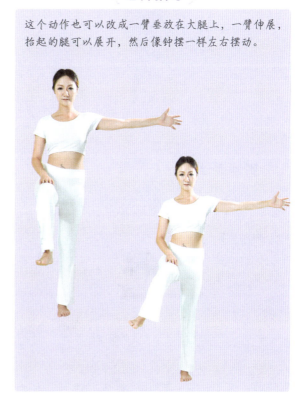

增强平衡能力的其他运动方式

孕妈妈也可以在平时练单腿站立以锻炼平衡能力：一条腿小腿后抬，然后用同侧手扶住脚踝，另一只手臂尽量向上伸展，保持3~5秒，然后换另一边重复动作。

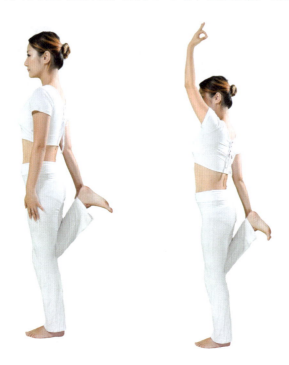

老师指导

孕妈妈如果本身平衡能力不是很好，而且之前也很少锻炼时，一开始最好借助椅子或墙壁来练习，以保证安全。此外，孕妈妈也可以做做猫式伸展，也是一种很好的平衡感锻炼法。

增强阴道及会阴部肌肉弹性,避免生产时产道撕裂:产道肌肉收缩运动

孕妈妈从中晚期开始,可以做一些有助于产道肌肉收缩的运动,为顺利生产打下基础。

1. 增加腹肌、腰背肌和骨盆底肌的收缩力。
2. 改善盆腔充血,使分娩时的肌肉放松,减轻产道的阻力,顺利分娩。

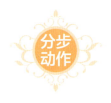

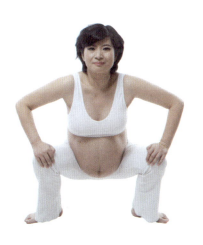

1 双腿分开呈下蹲状,双手放于膝盖上。

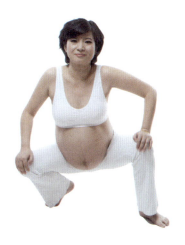

2 保持下蹲姿势,双手不动,然后抬起左脚向前迈一小步,右脚抬起脚后跟,注意身体重心的变化,以保持身体平衡。

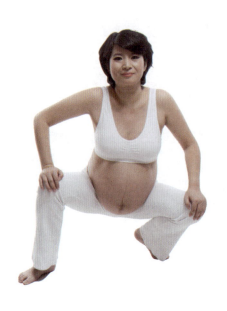

3 保持上述姿势2~3秒后,收回左脚,恢复原状,然后换右脚做同样的动作。交替重复上述动作5~10次即可。

老师指导

双腿分开到舒适的宽度,扶住椅子或一个把手,尽量向下深蹲并保持1分钟,也有助于锻炼大腿及胯部肌肉,促进胎儿入盆,从而帮助缩短产程。

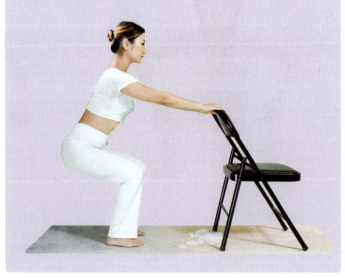

锻炼产道肌肉的其他运动方式

孕妈妈仰卧,双腿高抬,双脚抵住墙,然后双腿用力向两边分开,这是一种很简单的产道肌肉锻炼方法。

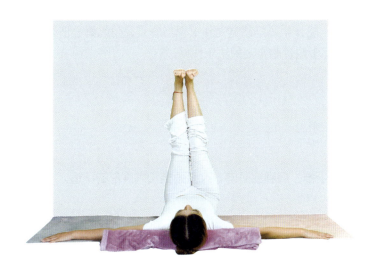

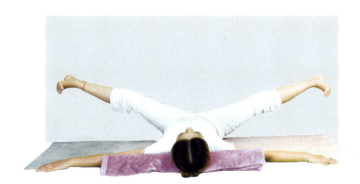

锻炼产道肌肉的其他方法

孕妈妈平时常做一做提肛或会阴部收缩运动,也可以起到锻炼产道肌肉的作用。此外,孕妈妈睡眠时,采取侧卧姿势,在大腿中间夹一个枕头,也有助于增强会阴部肌肉的弹性。

准爸孕妈一起动：让胎宝宝在爱的环境中健康成长

准爸爸和孕妈妈一起运动，能让孕妈妈感觉受到重视与疼爱，孕妈妈心情好，胎宝宝也能感受到愉快的心情，有助于培养胎宝宝的快乐性格。

双臂共舞

柔韧放松颈椎、肩胛部肌肉，改善颈椎和肩胛部的不适。

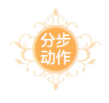

1. 准爸爸和孕妈妈，背靠背，盘腿坐，双手放在膝盖上，做深呼吸。

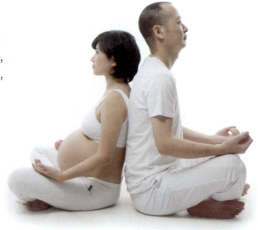

第四章 **孕晚期**(孕8~10月)**动一动，**
培养体力、顺利生 165

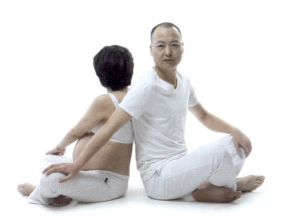
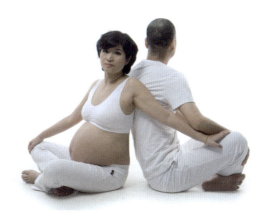

2 准爸爸身体向右转，手臂随之右转，放在孕妈妈的膝盖（或大腿）上，保持2~3秒。然后恢复坐姿，转向另一侧，孕妈妈重复动作。两个方向交替重复5~10次即可。

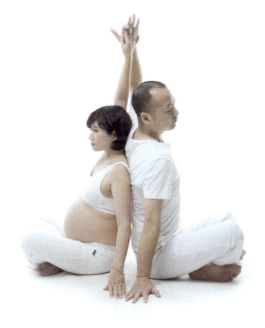
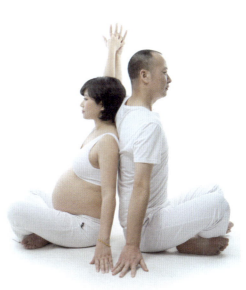

3 两人伸展双臂成一条直线，一侧随掌心朝下向地面压去，另一侧上举，保持2~3秒。然后换方向做，交替重复5~10次即可。

幸福拉手操

运动理由

1 扩展胸部，增加肺活量。
2 改善胸闷气短的状况。

分步动作

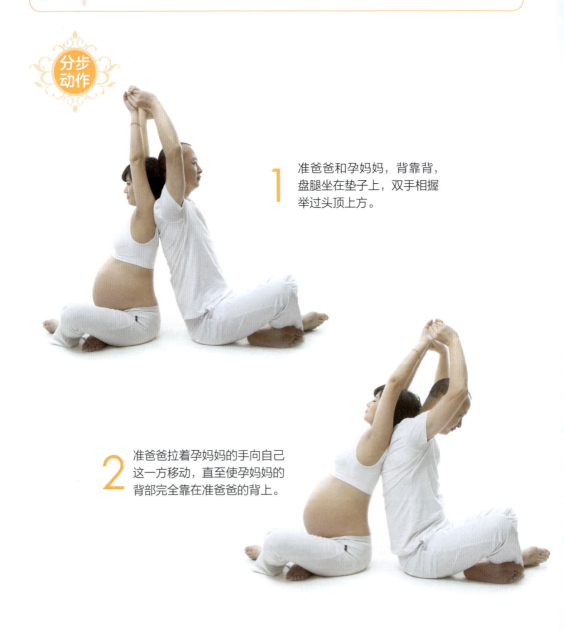

1 准爸爸和孕妈妈，背靠背，盘腿坐在垫子上，双手相握举过头顶上方。

2 准爸爸拉着孕妈妈的手向自己这一方移动，直至使孕妈妈的背部完全靠在准爸爸的背上。

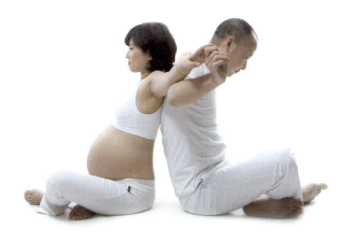

3 准爸爸带动孕妈妈的双手向下压,直至孕妈妈的双臂展成一条直线,保持姿势2~3秒,做一次深呼吸。

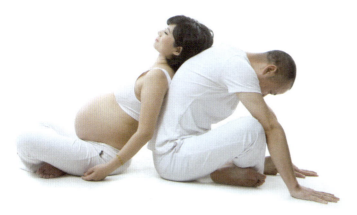

4 准爸爸继续慢慢向下压,直至双手放在垫子上,这时孕妈妈完全放松地靠在准爸爸的背上。

重复动作5~10次即可。

挽臂背背坐

1. 放松腰背部肌肉，改善腰背不适。
2. 打开骨盆，帮助顺产。

1. 准爸爸和孕妈妈，背靠背，盘腿坐在垫子上，双臂肘部相互交叉挽在一起。

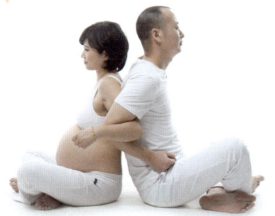

2. 准爸爸上身和头部前倾，孕妈妈头部和上半身随着准爸爸的动作后仰，可完全放松靠在准爸爸背上。

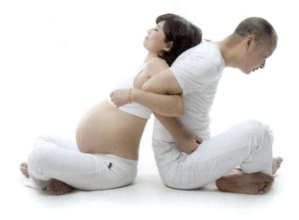

第四章 孕晚期（孕8～10月）动一动，培养体力、顺利生 169

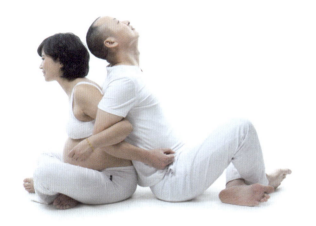

3 动作互换，孕妈妈身体前倾，准爸爸身体后仰。交替进行5～10次。

老师指导

做步骤3时，准爸爸的动作幅度宜轻一些小一些，以减少给孕妈妈的压力。

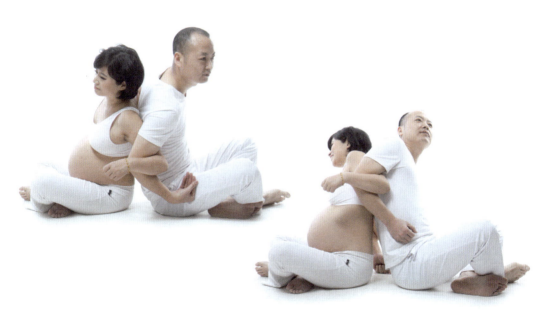

4 恢复到步骤1姿势，准爸爸和孕妈妈一起左右摇摆，重复5～10次即可。

附录一 临产前的征兆有哪些

有的时候，孕妈妈的分娩时间会比预产期提前到来，此时身体发出的信号就成为孕妈妈分辨宝宝是否即将出世的重要依据。也就是说，一旦出现这些信号，家人应该立即将孕妈妈送往医院。

1 子宫底下降

在孕晚期，由于胎儿的头部开始下沉，子宫底下降，使孕妈妈的上腹部开始变得轻松起来，呼吸也变得比以前舒畅，胃部不舒服的感觉明显减弱，胃口随之变好，食量因此有所增加。此时子宫底下降只是分娩前的信号，并不是代表分娩的真正开始，孕妈妈不必过于紧张，但如果此时出现流血或者腹痛的情况，则应该赶快前往医院待产。

马大夫告诉你

不是每个孕妇都同时有这些临产征兆

见红、阵痛、破水都是非常有力的临产征兆，这三者没有固定的先后顺序，也并不是所有的孕妈妈都会出现这些临产先兆。有的孕妈妈宫口全开了都没有发生破水，而是胎儿娩出和破水同时发生；有的出现假性宫缩后很快就进入规律宫缩，宫口打开得也很快，整个生产过程非常迅速；可有的产妇虽然前期宫口开得快，晚期却又慢下来……总之，了解临产先兆，配合个人的自我感觉，随时咨询医生，是非常安全的选择。

2 见红

在临产之前，孕妈妈会出现见红的现象。随着胎儿头部开始下坠入盆，伴随子宫收缩，子宫颈管逐渐扩张，附近的胎膜和子宫壁发生分离，会有少量出血的情况发生，这是子宫开始扩张的现象，也是临产的重要信号。

3 破羊水

临近分娩的时候，孕妈妈会出现破羊水的现象，主要表现为淡黄色液体从阴道流出，这时可以用卫生巾来防漏，也便于查看流出物的颜色是否正常，以此来帮助判断分娩进程。破羊水后孕妈妈很快就要开始分娩了，此时应该尽早入院待产。

4 规律阵痛

规律阵痛是分娩的重要信号，主要表现为腹部的周期性剧烈疼痛，每次持续45秒左右，每5分钟左右收缩一次。一般情况下，初产妇的分娩时间为12~18个小时。需要注意的是，子宫收缩会造成胎头压迫妈妈的直肠而出现强烈的便意，此时切勿上厕所，以免将小宝宝产到马桶里。

附录二 帮助自然分娩的拉梅兹呼吸法

拉梅兹呼吸法通过对神经肌肉的控制及呼吸技巧，能有效地让产妇在分娩时将注意力集中在对自己的呼吸控制上，从而转移疼痛，适度放松肌肉，以达到加快产程、让胎儿顺利出生的目的。

拉梅兹呼吸法的五个步骤

步骤 1

胸部呼吸法

应用时间

此方法应用在分娩开始的时候，此时宫颈开 3 厘米左右。孕妈妈可以感觉到子宫每 5~20 分钟收缩一次，每次持续 30~60 秒。

操作方法

孕妈妈在感觉到子宫收缩时，用鼻子深深吸一口气，用嘴吐气，反复进行，直到阵痛停止再恢复正常呼吸。

动作分解

1. 开始时先做一个廓清式呼吸，以坐或躺的姿势皆可。
2. 眼睛注视一个定点。
3. 身体完全放松。
4. 用鼻子慢慢吸气至胸腔。
5. 将嘴唇像吹蜡烛一样，慢慢呼气。
6. 结束时，再做一个廓清式呼吸。

练习

1 分钟做 6~9 次。

注：廓清式呼吸是用鼻子慢慢深吸一口气，再以口缓慢吐出，并全身放松。

步骤 2

嘻嘻轻浅呼吸法

应用时间

此方法应用在胎儿一面转动、一面慢慢由产道下来的时候。宫颈开至 3~7 厘米，子宫的收缩变得更加频繁，每 2~4 分钟就会收缩一次，每次持续 45~60 秒。

操作方法

用嘴吸入一小口空气，保持轻浅呼吸，让吸入和呼出的气量相等。注意要完全用嘴呼吸，保持呼吸高位在喉咙，就像发出"嘻嘻"的声音。练习时由连续 20 秒慢慢加长，直至一次呼吸练习能达到 60 秒。

动作分解

1. 先做一个廓清式呼吸。
2. 眼睛注视一个定点。
3. 身体完全放松。
4. 在做廓清式呼吸时，将肺部的空气排出，吸入一小口气，保持轻浅呼吸，呼出和吸入的气是等量的，以免换气过度。
5. 呼吸技巧在于嘴唇微微张开，完全用嘴呼吸。
6. 保持呼吸高位在喉咙，就像发出"嘻嘻"的声音，保持胸部高位呼吸。
7. 若使用正确的呼吸技巧，则照镜子时会发现喉咙在动。

练习

在一次子宫收缩中，也许会有几次感觉最强烈，因此呼吸速度可依需要调节。

步骤 3

喘息呼吸法

应用时间
当宫颈开至 7~10 厘米时,孕妈妈感觉到子宫每 60~90 秒就会收缩一次,这已经到了产程最激烈、最难控制的阶段了。胎儿马上就要临盆,子宫的每次收缩持续 30~90 秒。

操作方法
先将空气排出后,深吸一口气,接着快速做 4~6 次的短呼气,感觉就像在吹气球。练习时由一次呼吸练习持续 45 秒慢慢加长至一次呼吸练习能达 90 秒。

动作分解
1. 开始时先做一个廓清式呼吸。
2. 眼睛完全注视于一点。
3. 身体完全放松。
4. 深吸一口气,再做 4~6 次的短呼气,技巧在于用嘴吹,速度要短和快,像吹气球一样,但比嘻嘻式呼吸浅。
5. 结束时再做一个廓清式呼吸。

练习
此技巧也可加速或减速来配合强烈收缩,以 90 秒一次宫缩计算,假如有困难,先从 45 秒开始练习。

哈气运动

应用时间

进入第二产程的最后阶段，孕妈妈想用力将胎儿从产道送出，但是此时医生要求不要用力，以免发生阴道撕裂，等待宝宝自己挤出来，孕妈妈此时就可以进行哈气运动。

操作方法

先深吸一口气，接着短而有力地哈气，如浅吐1、2、3、4，接着大大地吐出所有的气，就像在吹一样很费劲的东西。练习时每次需达90秒。

动作分解

1.开始一个宫缩时，使用加速或减速的喘息呼吸法。

2.想用力时，继续短而有力地哈气，直到这种想法消失后，再恢复使用加速或减速的喘息呼吸法，慢慢地吸，慢慢地呼。

练习

每一次练习以90秒1次宫缩计算，在90秒里，3次感觉强烈的顶峰宫缩中有1次想用力将胎宝宝娩出。

步骤 5 用力推

应用时间

此时宫颈全开了，医生也要求产妇在即将看到胎儿头部时，用力将胎儿娩出。孕妈妈此时要长长吸一口气，然后憋气，马上用力。

操作方法

下巴前缩，略抬头，用力使肺部的空气压向下腹部，完全放松骨盆肌肉。换气时，保持原有姿势，马上把气呼出，同时马上吸满一口气，继续憋气和用力，直到宝宝娩出。每次练习时，至少要持续60秒用力。

动作分解

1. 开始时，做一两次廓清式呼吸。
2. 在待产室的姿势：双手握住膝窝处，肘部保持向外，将两膝抬起分开两腿，将骨盆底肌肉、腿、脚完全放松；在产房的姿势：手握住床边的把手，脚放在托架上。
3. 长长吸一口气，然后憋气，马上用力。
4. 由一旁的准爸爸协助，下巴前缩，略抬头。
5. 用力使肺部的空气压向下腹部。
6. 完全放松骨盆底的肌肉，才不会有阻力阻碍宝宝产出。
7. 用力时，尽可能憋气。
8. 需要另一次换气时，保持原有姿势，马上把气呼出，同时马上吸满另一口气，继续憋气和用力，直到收缩完全结束。
9. 当收缩结束时，平躺，做两次廓清式呼吸，完全放松，继续深呼吸，以弥补用力时造成的缺氧。

练习

每次练习，至少有60秒用力，用力足够时，骨盆底会有肿胀感。

协和专家指导　安心孕产

如何备孕才能想怀就有？ 怀孕了怎么吃宝宝更健康？孕妈妈怎么运动可以改善孕期不适、轻松顺产？产后如何扭转体质，重塑好身材？

跟着 协和专家马大夫　　**教你** 科学备孕、怀孕、产后恢复

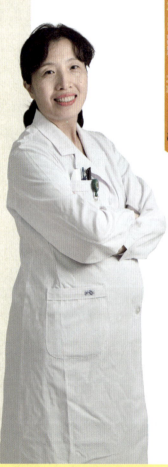

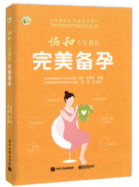

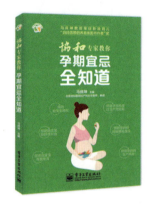

协和专家教你完美备孕　　协和专家教你孕期宜忌全知道

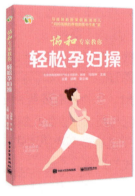

协和专家教你轻松孕妇操　　协和专家教你产后恢复身材棒

马良坤　2015~2016 年度中国十大妇产医生
主　编　荣获新浪育儿"妈妈信赖的养育类图书作者"奖